D1703883

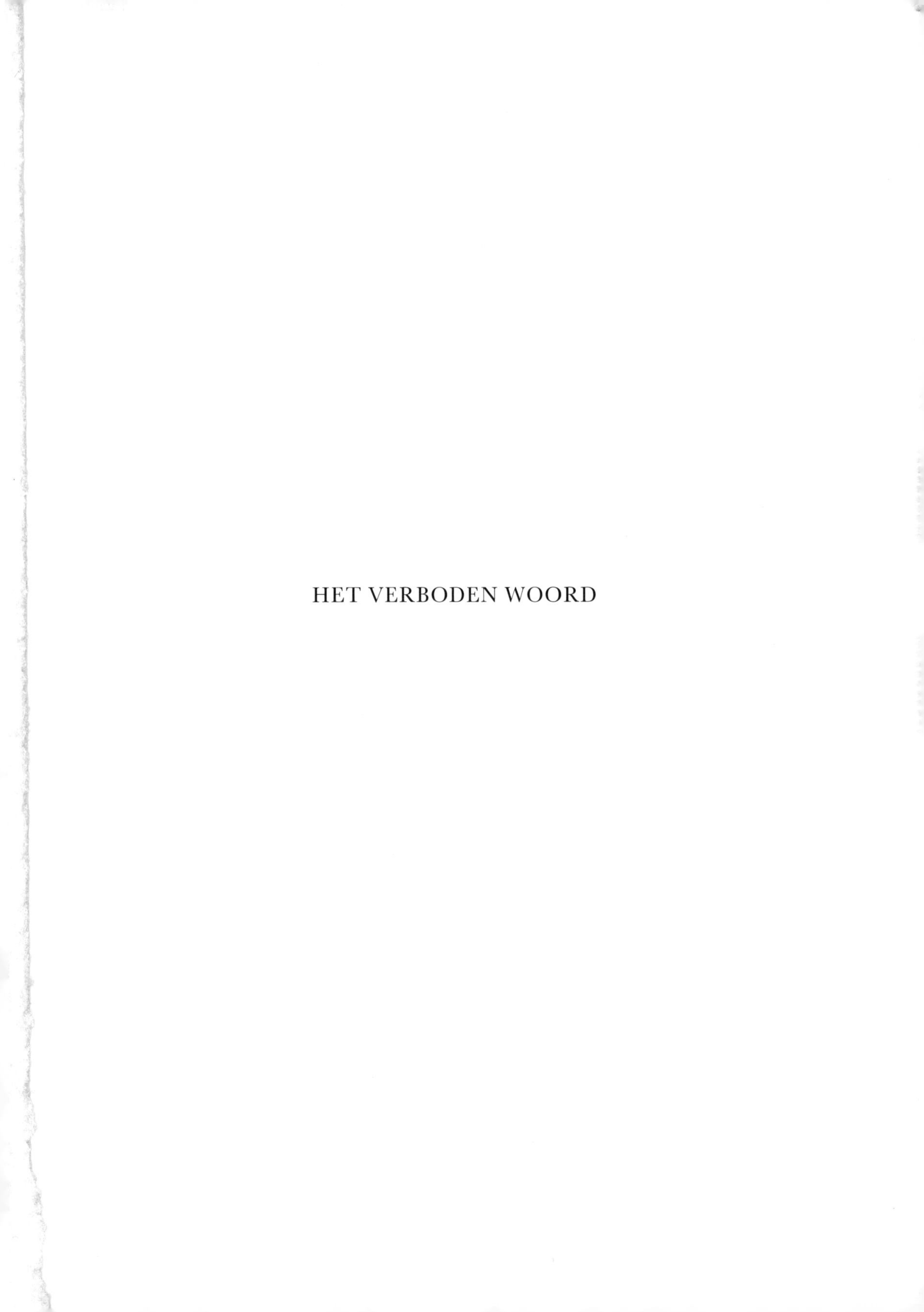

HET VERBODEN WOORD

Caroline Tensen

Alles wat je wil weten over de overgang en
waarom het sowieso goed komt

# HET VERBODEN WOORD

Spectrum

Ontwerp omslag & binnenwerk: Tara van Munster
Auteursfoto: Nick van Ormondt
Tekstschrijver: Eva Munnik
Opmaak: Elgraphic

ISBN 978 90 00 38740 3
ISBN 978 90 00 38966 7 (e-book)
NUR 860


Tweede druk, 2023

Spectrum maakt deel uit van Uitgeverij Unieboek | Het Spectrum bv,
Postbus 23202
1100 DS Amsterdam

www.spectrumboeken.nl
Spectrum Lifestyle Boeken spectrumboeken

INHOUDSOPGAVE

# VOORWOORD

Lieve lezer,

'De overgang, daar doe ik niet aan,' riep ik altijd. Nou, dat heb ik geweten. Want de overgang deed wel aan mij. Ik ben heel heftig door de overgang gegaan. Niet qua opvliegers, die warmte-aanvallen waar veel vrouwen in de overgang last van hebben. Ik heb zelfs nog nooit ook maar één opvlieger gehad. Wat er met mij gebeurde in de overgang was dat ik heel verdrietig werd. En niet zomaar een beetje down, nee, ik heb echt langs het randje gelopen. Ik had nergens meer zin in en zag tegen alles op. Ik kende mezelf niet meer terug. Toen ik eenmaal wist dat het door de overgang kwam en de juiste hulp kreeg, voelde ik me steeds beter. Nu ben ik gelukkiger dan ooit, maar bij sommige vrouwen duurt het vele jaren voor ze zich weer goed voelen of überhaupt hulp krijgen. Dat vind ik hartverscheurend.

Over de overgang wordt zo makkelijk gesproken, zo van 'vrouwen moeten er maar gewoon doorheen'. Er wordt zelfs een beetje lacherig over gedaan. Maar het is niet om te lachen. Het is gewoon heel heftig. De dag nadat de documentaire over mijn overgang uitkwam, had ik 2300 dm's (direct messages, berichtjes dus) in mijn Instagram-mailbox van vrouwen die herkenning vonden, die mij bedankten voor mijn verhaal. Ik heb gejánkt toen ik die berichtjes las. Voor veel vrouwen gaat de overgang gepaard met klachten, die soms zelfs levensontwrichtend zijn. Ik wil mijn verhaal delen omdat er een taboe op de overgang rust en daar ben ik klaar mee. Weg met dat stoere 'ik doe niet aan de overgang' en die Nederlandse doe-maar-normaal-mentaliteit. Ik ben zelf hartstikke nuchter en *no-nonsense*, maar als je iets doormaakt wat impact heeft op je leven mag je dat uitspreken en je mag er ook over klagen. Toen ik er zelf middenin zat, had ik de kracht niet om erover te praten. Tegen mijn kinderen zei ik: ‘Het is het verboden woord – het begint met een o – en we gaan het niet uitspreken.’ Maar nu ben ik sterker dan ooit en ben ik er juist heel open over. Daarom maakte ik een documentaire over mijn overgang en daarom schrijf ik dit boek. Het woord overgang valt 395 keer in dit boek en dat is geen een keer te veel. Ik wil dat het bespreekbaar wordt. Dat het niet meer iets is wat je niet mag noemen, omdat je er ‘dan zo een’ bent.

Vrouwen in de overgang verdienen erkenning en steun. Waarom heeft iedereen empathie voor een collega met een baby die niet doorslaapt, maar is er zo weinig begrip voor een collega die door de overgang geen oog dicht doet ’s nachts? Naast support, gun ik ons vrouwen ook kennis. Ik wil dat we niet meer verrast worden door de overgang. Als vrouwen in de twintig, dertig of zelfs veertig zijn, weten ze er nog amper iets van. Dat is toch eigenlijk gek? Over de puberteit of opvoeden of relaties zijn duizenden websites en boeken, daar wordt over gepraat met als resultaat dat we op die levensfases enigszins voorbereid zijn. Maar de meeste vrouwen weten bijna niets over de overgang tot ze zelf in de overgang komen. Ik denk dat het een hoop scheelt als je als dertiger of veertiger al een beetje weet wat er komen gaat. Zodat je op tijd kunt beginnen je leefstijl aan te passen, maar ook zodat je overgangsklachten herkent en het doorhebt als het begint. Je wilt niet weten hoeveel vrouwen er pas na jaren achter komen waarom ze opeens zo slecht zijn gaan slapen, de kilo’s eraan vliegen of waarom ze zich zo rot voelen. En dat is zonde, want er zijn oplossingen voor die vervelende klachten die met de overgang gepaard kunnen gaan. Zo is er hormoontherapie, waarbij de hormonen die uit je lichaam verdwijnen in de overgang tijdelijk een beetje aangevuld worden. Dat haalt de scherpe randjes eraf en geeft je lijf de kans een nieuwe balans te vinden. Ik gun het vrouwen dat ze de hulp krijgen die ze verdienen. Dat ze de weg weten te vinden naar die verpleegkundig overgangsconsulent, huisarts of gynaecoloog die ze serieus neemt en weet wat er allemaal mogelijk is om overgangsklachten te verminderen.

Als je dit leest, ben je waarschijnlijk in de overgang of denk je dat je dat bent. Misschien valt het mee en merk je er amper iets van, ga je er fluitend doorheen. Misschien valt het tegen en is het zwaar. Of zit je ergens tussen die twee in. Weet: je bent niet alleen. En er is iets aan te doen. Bij mij viel het niet mee, het was horror. Maar het kwam goed. En ook met jou komt het goed. Dit boek gaat je daarbij helpen.

Caroline Tensen

# 1

# DE OVERGANG

DIT IS DE OVERGANG EN ZO BEGINT HET

# Caroline

*Wat is dit nou voor iets raars?* Dat dacht ik toen ik op een dag opstond en alleen maar wilde huilen. Heel erg hard huilen. Terwijl ik nog niet eens mijn tanden had gepoetst. Plotseling voelde ik me ontzettend neerslachtig. Ook werd ik in die periode wat zwaarder. Nu heb ik daar aanleg voor, maar het was gek, want ik deed niets anders dan voorheen. Ik at niet méér en ik sportte gewoon zoals altijd. Toch vlogen de kilo's eraan. Die somberheid besloot ik te negeren. Hup, met de hond wandelen. Ik liep naar buiten en de zon scheen, maar ik was niet blij te krijgen. Terwijl er niets veranderd was.

Mijn neerslachtigheid werd in de dagen en weken daarna steeds erger. Waarom ik me zo voelde wist ik niet, maar ik was gewoon verdrietig. Dat het met de overgang te maken had, had ik helemaal niet door. Ik wist van vriendinnen die door de overgang gingen dat zij jarenlang opvliegers hadden. Gingen we borrelen, zaten zij continu te wapperen met hun handen vanwege een hitte-aanval. Nou, die had ik niet. Anders was er misschien eerder een lampje gaan branden. Nu zat ik maar op die opvliegers te wachten en kwam het geen seconde in me op dat ik me zo somber voelde door de overgang. Want dat was toch geen klacht die erbij hoorde?

Na een paar maanden zei een vriendin tegen me dat het misschien wel de overgang was. 'Jij moet je hormonen eens laten checken,' drukte ze me op het hart. Dus ging ik naar een arts die daar gespecialiseerd in was. Huilend zat ik voor zijn bureau terwijl hij mij troostte: 'Het komt wel goed, wijffie.' Eerst werd er bloed geprikt. Nu kun je niet altijd iets in iemands bloed zien, maar bij mij was het meteen overduidelijk: alle geslachtshormonen waren onvindbaar in mijn bloed, 0,0 gewoon. Het lag aan de overgang dat ik me zo voelde.

Zo kwam ik erachter dat ik in de overgang zat, maar dat is voor iedereen anders. Tanja (46) vermoedt dat het voor haar ook begonnen is, al vindt ze het lastig met zekerheid te zeggen. 'Ik merk dat ik zwaarder word, terwijl ik niet meer eet of minder beweeg. Ik merk ook heel duidelijk dat mijn lijf stijver is.

## 'IK ZAT MAAR OP DIE OPVLIEGERS TE WACHTEN'

CAROLINE

En ik ben minder gefocust dan voorheen. Een tijdlang had ik ook opvliegers, maar dat lijkt nu weer voorbij. Toen ik die nog had dacht ik: als dit zo doorgaat, ga ik naar de huisarts. Maar nu valt er weer goed te leven met mijn – vermoedelijke – overgangsklachten.'

Voor Fatima (52) werd duidelijk dat ze in de overgang was toen ze hartkloppingen kreeg. 'Ik werd 's nachts wakker van het gevoel dat mijn hart oversloeg, heel akelig. Daarvoor werd ik al minder vaak ongesteld, maar nu wist ik dat het waarschijnlijk de overgang was. Want toen ik ging googelen bleken hartkloppingen een overgangsklacht te kunnen zijn.'

Annette (55) merkte als eerste op dat ze minder geduld had met anderen. 'Die arme pubers van mij moesten opeens met een heel pittige moeder dealen. Ik kon het gewoon niet helpen, ik sprong uit mijn vel als er weer eens een half gemompeld antwoord kwam dat ik niet kon verstaan. Terwijl dat niks voor mij is, ik ben normaal de rust zelve met een eindeloze tolerantie wat betreft mijn kinderen. In een tijdschrift las ik dat een korter lontje bij de overgang hoort en toen ging er een lampje branden.'

Debbie (49) dacht hoopvol dat ze het gehad had toen ze niet meer ongesteld werd. 'Prima, niks meer aan doen. Maar ik had te vroeg gejuicht, want later kwamen de opvliegers en de moodswings. Toen ik slaapproblemen kreeg, ben ik hulp gaan zoeken. Ik werd 's nachts wakker en kon dan gewoon niet meer slapen. Dat was de druppel. Ik was altijd een goede slaper geweest en had die slaap echt nodig, en dat het niet meer lukte vond ik echt erg.'

Bij Miriam (50) werd rond haar 46ste haar menstruatie anders, heviger. 'En een jaar daarna kreeg ik opeens opvliegers, en man, wat waren die intens!'

Schrijfster Susan Smit is 48 en merkt dat de overgang 'aan de poort rammelt'. 'Mijn menstruatie wordt onregelmatiger en is heftiger. Als ik een weekendje wegga, neem ik voor de zekerheid menstruatieondergoed mee (speciale onderbroeken, googel maar, ze zijn niet belastend voor het milieu). Ik kom veel sneller aan, ook al eet ik hetzelfde. Ik kan soms niet op woorden komen. Ook merk ik dat ik opeens bepaalde geluiden erg irritant vind. Dat doet me een beetje denken aan toen ik in de puberteit zat. Ik weet nog hoe ik me als tiener ergerde aan de ademhaling of eetgeluiden van mijn vader. Nu heb ik weer die geluidenafkeer. Hoe mijn man niest of zijn keel schraapt bijvoorbeeld. Dat je je ergert en over je eigen ergernis denkt: doe normaal. Ik doe er niks mee, maar ik voel het wel en daaraan merk ik dat ik in de beginfase van de overgang zit.'

Televisiekok Nadia Zerouali (47) voelde zich vooral lamlendig toen de overgang zich aandiende. 'Ik ging van blij, vrolijk en vol energie naar een heel ander mens. Het was dof in mijn hoofd. Alles stelde ik uit, ik heb een jaar amper naar mijn administratie gekeken. Dat was niks voor mij.'

## HOE BEGINT DE OVERGANG?

Jaarlijks zijn in Nederland zo'n 1,6 miljoen vrouwen in (een stadium van) de overgang. De overgang kan beginnen met allerlei symptomen – waarover later meer – of ongemerkt voorbijgaan. Ja, dat kan ook nog: naar schatting zo'n 20 procent van de vrouwen merkt er weinig tot niets van.

*Lucky them*, ik gun het ze van harte. Al vraag ik me soms wel af of ze er echt niets van merken. Misschien linken ze het niet aan de overgang – zoals ik dat ook niet deed met mijn plotselinge somberheid – of hebben ze het gevoel dat ze er niet over mogen zeuren. 80 procent van de vrouwen heeft last van de overgang, maar in welke mate het je raakt is voor iedereen anders. Van die 80 procent die wel klachten heeft, kampt een derde met ernstige, hinderlijke klachten. Waarom vrouwen de overgang zo verschillend beleven is niet bekend, het is in elk geval duidelijk dat die erg verschilt per vrouw. Zelfs vrouwen die veel last hebben van de overgang doen er soms jaren over voor ze erachter komen dat dit aan de overgang ligt. Alleen bij opvliegers, zo'n typische overgangsklacht, weten we al snel hoe laat het is. Bij andere klachten leggen

'JE ZIET HET PAS
ALS JE HET DOORHEBT'

JOHAN CRUIJFF

we lang niet altijd een verband met de overgang. Toch hebben die vrouwen meestal al een hele tijd het gevoel dat er iets veranderd is in hun lijf. Ze voelen dat ze 'raar' in hun vel zitten. *Waarom doe ik zo? Wat gebeurt er met me?* Pas laat of zelfs achteraf valt het kwartje. Dat is jammer, want als je het eerder weet geeft dat duidelijkheid en kun je er wat mee. Dus luister altijd naar je gevoel, jij weet het als er iets anders is aan jouw lichaam.

Het feit dat veel vrouwen verrast worden door de overgang en soms jaren sukkelen met klachten voor ze zich realiseren waar die klachten vandaan komen, kan veel stress geven. Zonde vind ik dat! Want als vrouwen weten wat er komen gaat, helpt dat. Eigenlijk zouden vrouwen van 35 al eens wat moeten lezen over de overgang, of er even over na moeten denken. Gewoon, omdat het prettig is om te weten wat er gaat komen. Toch denken maar weinig vrouwen op hun 35ste na over de overgang.

Gynaecoloog Dorenda van Dijken werkt bij het ziekenhuis OLVG West in

Amsterdam en is onder meer voorzitter van de Dutch Menopause Society. Dorenda constateert ook dat vrouwen weinig weten over de overgang en dat ze er bovendien niet graag over praten. 'Het is een taboe. We willen allemaal wel oud worden, maar niet oud zijn. De overgang geeft zo'n stempel van 'einde oefening'. Je bent niet meer vruchtbaar, je bent afgeschreven, je bent oud. Ik denk dat sociale media dat erger maken. We willen er allemaal jong uit blijven zien en mee blijven doen. Laatst had ik een 52-jarige vrouw in mijn praktijk die vertelde dat zij een leesclub met achttien leeftijdsgenoten heeft en zij was de enige die in de overgang was. Ik moest toen heel hard lachen. Minstens tien van die leesclub-vriendinnen liegen. Of ze weten het niet van zichzelf. Het is zoals Johan Cruijff zei: "Je ziet het pas als je het doorhebt." Wat ook niet helpt, is dat wij in zo'n calvinistisch landje leven, zo van *niet lullen maar poetsen*. Vooral niet zeuren, het hoort erbij. Dat is typisch Hollands, denk ik.'
In het hoofdstuk 'Het verboden woord' lees je meer over de redenen waarom we weinig over de overgang praten. Ik zeg: weg met dat taboe. En geef dit boek vooral door aan je (schoon)dochter, je nichtjes of je buurvrouw van 35. Een goed voorbereide vrouw telt voor twee.

## GEEN TEST

Hoe weet je dat je in de overgang bent? Dat is heel verschillend. Voel je je duidelijk anders dan anders? Heb je fysieke of mentale klachten die je nooit eerder had? En ben je de veertig gepasseerd? Wees dan alert. Het kan de overgang zijn.

Die eerste klachten kunnen van alles zijn. Een bekend signaal dat je in de overgang bent, is dat je menstruatie verandert. Je kunt menstruaties overslaan of onregelmatig ongesteld worden, ook kan de heftigheid van de menstruatie of hoelang zij duurt anders dan normaal zijn. Ga trouwens altijd naar de huisarts met zulke klachten, want ze kunnen ook een andere oorzaak hebben, zoals poliepen of een vleesboom.

De overgang kan ook beginnen met veranderingen in je humeur. Zo kun je een korter lontje hebben. Of je merkt dat je minder scherp bent: dat je naar de koelkast loopt en eenmaal daar met de deur open staat en geen flauw idee meer hebt wat je wilde pakken. Ja, dat kan er allemaal bij horen. Verderop meer over de vele klachten en veranderingen die de overgang kan veroorzaken. Als je de pil slikt, zul je deze veranderingen trouwens vooral in je stopweek ervaren.

Op welke leeftijd je moeder in de overgang ging, kan een voorspeller zijn voor de timing van jouw overgang. De klachten hoeven niet altijd overeen te komen met die van je moeder, maar het kan wel. Had je moeder veel last van opvliegers in de overgang, dan is de kans groot dat jij dat ook zult hebben.

In tegenstelling tot wat soms gedacht wordt, is er geen test om vast te stellen of je in de overgang bent. Hoewel die bloedtest mij toevallig wel duidelijkheid gaf, is het meestal niet te meten, legt gynaecoloog Dorenda uit: ‘De overgang is niets anders dan een periode tussen twee stabiele fases in. In die tijd veranderen je hormonen continu, daarom voel je je ook telkens anders. Bloedprikken is zinloos omdat dat een momentopname is. Het kan zijn dat ze net op het juiste moment prikken, maar het kan ook een totaal verkeerd beeld geven. Die “menopauzetests” die je bij de drogist kunt kopen zijn ook absolute onzin. De diagnose overgang moet gesteld worden puur op basis van wat jij vertelt over je klachten, in combinatie met je leeftijd en menstruatiepatroon.’

## WAT IS DE OVERGANG?

Sommige mensen denken dat de overgang betekent dat een vrouw niet meer ongesteld wordt. Maar het is meer dan dat: je hele hormoonhuishouding verandert. Het is eigenlijk een soort omgekeerde puberteit. In de puberteit word je voor het eerst ongesteld, in de overgang voor het laatst. In de puberteit ga je van niet-vruchtbaar naar vruchtbaar met alle hormonale veranderingen die daarbij horen, in de overgang is het precies andersom. In die periode van verandering – die gemiddeld twee tot tien jaar duurt – zoeken je hormonen een nieuw evenwicht.

Doordat de voorraad eitjes waarmee je geboren wordt op raakt, produceert je lichaam minder van het hormoon oestrogeen (dat spreek je uit als *uistrogeen*). Je wordt geboren met een voorraad van zo'n twee miljoen eicellen. Als puber heb je er uiteindelijk nog 300.000 tot 500.000. Vanaf je eerste

> 'HET IS EIGENLIJK EEN SOORT OMGEKEERDE PUBERTEIT'
>
> CAROLINE

ongesteldheid verlies je elke maand ongeveer duizend eicellen. Rond je vijftigste heb je er nog zo'n duizend, en de kwaliteit ervan is niet zo goed meer. Vandaar dat je op die leeftijd bijna nooit meer zwanger kunt raken.[1]

Als je eitjes echt op zijn, worden je hormoonspiegels steeds lager en je lichaam moet zich daaraan aanpassen. Dat aanpassen duurt even en in de tussentijd – de overgang – kun je last hebben van allerlei klachten.

## FASES

De overgang is niet hetzelfde als de menopauze. De menopauze is je laatste menstruatie – eigenlijk één moment dus – en de overgang is de periode eromheen, de perimenopauze heet dat. Al gebruikt men in het Engels wel vaak het woord *menopause* voor de overgang, om het maar even ingewikkeld te maken. In het Nederlands is de menopauze dus niet hetzelfde als de overgang, in het Nederlands is

1 Dorenda van Dijken en Janneke Wittekoek, *Hart & hormonen. Fit de overgang in*, 2020, Uitgeverij Lucht

de overgang de perimenopauze. Die bestaat uit de jaren voor en na de menopauze, de fase dat je klachten kunt hebben. En dan heb je ook nog de premenopauze en de postmenopauze. Raak je de draad kwijt? Hier volgt een korte uitleg over al die fases – in chronologische volgorde – en een handig plaatje.

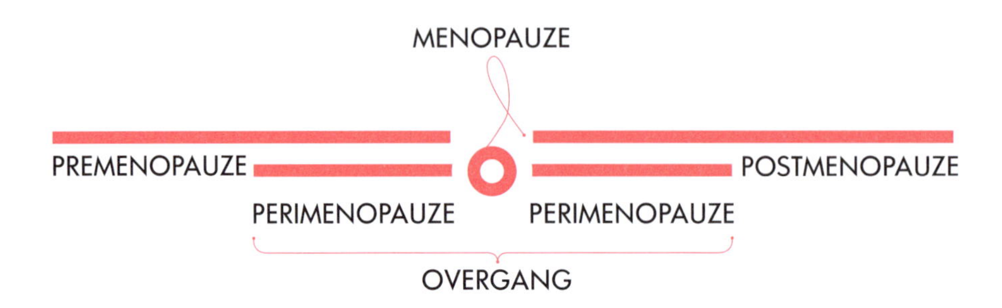


**Premenopauze** is de periode voor je laatste ongesteldheid, je hele leven tot dan toe dus. Deze premenopauze bestaat uit twee fases. De vroege premenopauze, daar zit je vanaf je geboorte in. Rond je 35ste begint je hormoon oestrogeen al te dalen. Als een vrouw gemiddeld tussen de 40 en 45 jaar is beginnen haar eitjes moeilijker te rijpen. Je lichaam moet dan harder werken om elke maand een eitje te laten springen. Het laatste deel van de premenopauze hoort bij de overgang, dat overlapt dus met de perimenopauze.

**Perimenopauze deel 1** – het deel voor de menopauze. De perimenopauze bestaat uit de fases voor en na de menopauze, het is in feite hetzelfde als de overgang. De gemiddelde vrouw is tussen de 45 en 47 als haar menstruaties onregelmatiger worden, dat is het begin van de perimenopauze. Het duurt ongeveer drie tot vijf jaar voor ze helemaal niet meer ongesteld wordt.

De **menopauze** is strikt genomen maar één moment, namelijk als je voor het allerlaatst ongesteld wordt. Je weet dus pas achteraf wanneer dat is geweest. Gemiddeld gebeurt dat bij vrouwen op hun 51ste. Ben je aan de pil of spiraal of heb je geen baarmoeder meer, dan is dit moment lastig vast te stellen omdat je dan al langer niet meer ongesteld wordt.

**Perimenopauze deel 2** – het deel na de menopauze. De perimenopauze begint zo'n drie tot vijf jaar voor je laatste ongesteldheid (menopauze) en duurt ook nog drie tot vijf jaar na je laatste menstruatie.

**Postmenopauze** is de periode na je laatste menstruatie. De rest van je leven dus. Het begin van de postmenopauze overlapt met de perimenopauze. Je kunt nog steeds klachten hebben omdat je lichaam moet wennen aan die nieuwe hormoonwaardes. Maar wees gerust: die klachten duren niet eeuwig. Voor de meeste vrouwen zijn de klachten uiterlijk vijf jaar na het stoppen van de menstruatie voorbij.

Gynaecoloog Dorenda van Dijken: 'De menopauze is je laatste menstruatie en de overgang is de periode eromheen. De overgang begint dus al voordat je voor het laatst ongesteld wordt en gaat daarna nog een paar jaar door. Meestal noemen we de periode dat je klachten hebt de overgang. Het meeste last hebben vrouwen in die perimenopauze, de jaren voor en na hun laatste menstruatie.'

Als je voor je veertigste in de overgang komt, noemen ze dat vervroegde overgang of POI. Eén op de honderd vrouwen komt vervroegd in de overgang en een op de duizend komt al voor haar dertigste in de overgang.

## WAAR KOMEN DE KLACHTEN VANDAAN?

De meeste klachten in de overgang worden veroorzaakt door de afname van hormonen. Het hormoon waar het allemaal om draait in de overgang is **oestrogeen**, dat wordt aangemaakt in de eierstokken. Oestrogeen is eigenlijk een verzamelnaam voor allerlei soorten oestrogeen, en oestradiol (dat spreek je uit als *uistradiol*) is het soort oestrogeen dat zo veel impact heeft in de overgang. Het verlies aan oestrogeen – en specifieker dus oestradiol – is de (indirecte) oorzaak van de klachten.

Overigens neemt ook het bekende geslachtshormoon testosteron af, zowel bij vrouwen als mannen, en dat heeft ook invloed. Maar dat proces verloopt heel geleidelijk door de jaren heen en doet zich niet alleen in de overgang voor.

## DOMINO-EFFECT

Sorry voor al het hormoon-gepraat, maar daar kom ik nou eenmaal niet onderuit. Om die hormonen draait de overgang en ze zijn – direct of indirect – de reden dat je last kunt krijgen van al die vervelende klachten. Sommige klachten horen echt bij de overgang, ze worden veroorzaakt door hormonale schommelingen. Dat noemen we typische overgangsklachten. Andere veranderingen kunnen worden veroorzaakt door het ouder worden of zijn weer een gevolg van andere klachten. Die noemen we atypische overgangsklachten.

Het is een domino-effect: als je minder slaapt door de overgang raak je vermoeid en dat leidt dan weer tot prikkelbaarheid of somberheid. En andere klachten zoals haarverlies of een slechter geheugen horen niet alleen bij de overgang, maar ook bij het ouder worden. Vaak is nooit helemaal duidelijk te krijgen of een klacht aan de overgang ligt of aan de leeftijd. En soms is het een beetje van allebei, het is meestal niet zo zwart-wit. Veel atypische symptomen hoeven niet 100 procent met de overgang samen te hangen. Als je moe bent, maar geen opvliegers hebt, is het verstandig om eerst andere oorzaken dan de overgang uit te sluiten. Ook psychische klachten zonder opvliegers hoeven niet van de overgang te komen. En zelfs opvliegers kunnen door iets anders dan de overgang komen, bijvoorbeeld door een te snel werkende schildklier of hoge bloeddruk. Ga in gesprek met een verpleegkundig overgangsconsulent of je huisarts om vast te stellen of de overgang de oorzaak is. En opnieuw: je kunt al overgangsklachten hebben als je nog menstrueert.

Overgangsklachten kunnen ook nog jaren na je laatste menstruatie beginnen, maar wel altijd binnen drie jaar. Krijg je klachten vele jaren na je menopauze? Dan komt dat niet door de overgang.[2] Hier staan een aantal lichamelijke overgangsklachten beschreven, ongeveer in volgorde van hoeveel ze voorkomen.[3]

Hiervoor kon je al lezen dat een **veranderde menstruatie** vaak een eerste aanwijzing is dat je in de overgang bent beland. Soms worden vrouwen opeens vaker ongesteld, of juist minder vaak ongesteld of is de menstruatie heel hevig. Dat laatste kan ontzettend hinderlijk zijn. Annette (55) maakte bijvoorbeeld wat gênante situaties mee doordat ze zo veel bloed verloor. 'Zo'n tien

'HET VOELT BIJNA ALSOF JE IN BRAND STAAT VANBINNEN'

ERICA (60)

jaar geleden werd mijn menstruatie opeens anders. Ik verloor zo veel bloed de eerste paar dagen dat het voelde alsof ik leegliep. Er was niet tegenop te boksen met tampons of maandverband. Een keer stond ik na een werkmeeting op en zag ik een donkere vlek op de (stoffen) stoel waar ik op had gezeten. Oeps, doorgelekt. Zo ongemakkelijk; ik ben snel weggelopen en later de vergaderruimte binnen gesneakt om het schoon te maken. De eerste dagen van mijn ongesteldheid had ik altijd onwijs veel buikpijn. Ik slikte wel vijf keer per dag ibuprofen, veel meer dan de aangeraden dosis. Maar het was anders niet te doen gewoon.'

Van **opvliegers** heeft iedereen wel gehoord. Ze vormen de meest voorkomende overgangsklacht, al had ik ze dus toevallig niet. Zo'n 80 procent van de vrouwen krijgt last van opvliegers. Een opvlieger is een warmte-aanval. Je hebt

---

2 Dorenda van Dijken en Janneke Wittekoek, *Hart & hormonen. Fit de overgang in*, 2020, Uitgeverij Lucht

3 Bronnen o.a.: Dorenda van Dijken en Whiteley et al., *Women's Health* 2013

het opeens heel heet. Soms blijft het bij een blos op je wangen, maar je kunt ook heel erg gaan zweten. Meestal duurt het zweten een paar minuten, met uitschieters van een halfuur. Sommige vrouwen hebben ze de hele dag door. Maar ook een sporadische opvlieger kan heel hinderlijk zijn als dat op een onhandig moment gebeurt, bijvoorbeeld als je net die presentatie op het werk moet geven.

Opvliegers ontstaan doordat er minder oestrogeen in je lichaam is, en dat tekort heeft invloed op het warmtecentrum in je hersenen, de hypothalamus. De hypothalamus geeft aan je lichaam het signaal om op te warmen, ook als dat helemaal niet nodig is. Je thermostaat is dus ontregeld. Tanja (46) vond die opvliegers echt vervelend. 'Omdat het je overvalt. Het is een soort warmte van onder naar boven, iets wat omhoog kruipt.' Erica (60): 'Een vrouw op Facebook schreef dat ze de term "opvlieger" nergens op vond slaan, want het is eerder een binnenbrandje. Dat vind ik *spot on*! Het voelt bijna alsof je in brand staat vanbinnen.' Miriam (50) merkte dat ze het niet kon verbergen. 'Het zweet brak me gewoon aan alle kanten uit. Mijn collega merkte het zelfs en zei: "Je had er weer één hè?"'

Wat kun je eraan doen? Probeer te achterhalen wat zo'n opvlieger bij jou veroorzaakt en probeer dat te vermijden. Bekende triggers zijn alcohol, cola, koffie (cafeïne), thee (theïne) – vooral gemberthee – en gekruid eten. Ook stress is een trigger. Opvliegers kunnen dus een goede reden zijn om eindelijk beter voor jezelf te zorgen en meer rust te pakken. Me-time is een must!

Nu kan ik normaal gesproken best de slappe lach krijgen van zo'n term als 'me-time'. Het is gewoon iets wat totaal niet in me opkomt, tijd voor mezelf. Me-time was als het ware altijd het verboden woord nummer 2 bij mij thuis. Toch raad ik het je nu van harte aan. Ik heb het zelf ook moeten leren, maar ik heb ontdekt dat het helpt om wat voor jezelf te doen. Dus ja, je mag elke dag een lekker stuk wandelen (dat heeft mij geholpen) of een warm bad nemen als dat is waar jij van ontspant.

Ik geloof dat we hier onze eerste OOM te pakken hebben: **Overgang Omdenk Moment**. Daar kom je er nog meer van tegen in dit boek. Soms kan een nare fase of vervelende gebeurtenis ook iets positiefs teweegbrengen. Zoals meer tijd voor jezelf nemen. Luister naar je lichaam! Neem je rust, ook als het niet uitkomt. Ben je een 'aan me-time doe ik niet'-type, net als ik? Dan moet je er nu toch aan geloven. Zorg voor ontspanning en maak je agenda wat minder vol. Het mag, je hebt het nodig.

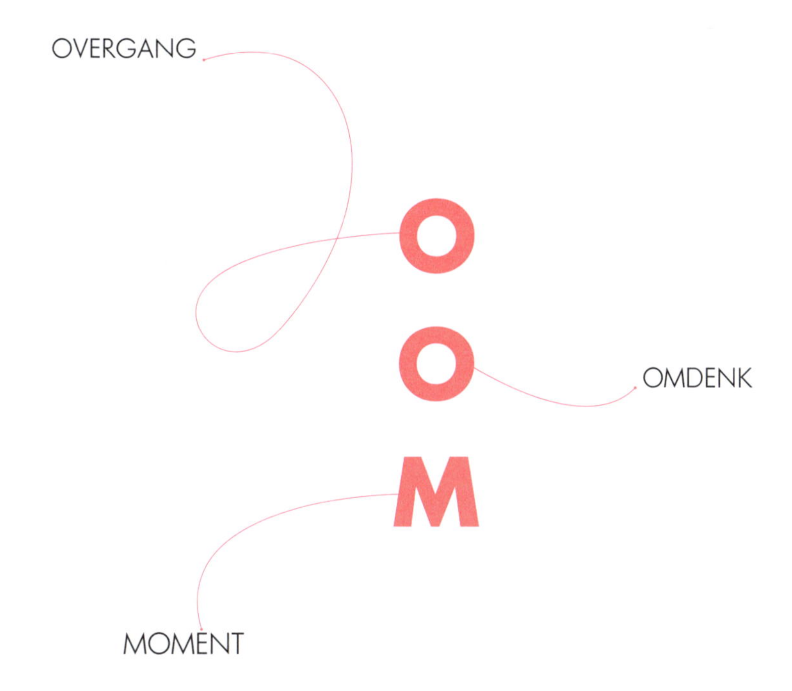


Over jezelf verwennen gesproken: voor de shopaholics onder ons zie ik bij die opvliegers wel een leuke kans om je uit te leven op mooie waaiers. Zo'n kleine handventilator mag ook wel tot je standaarduitrusting behoren. Alles om snel wat verkoeling te krijgen. En als je het je kunt veroorloven heb je nu een goed excuus voor een nieuwe garderobe, met veel luchtige stoffen zoals katoen en zijde.

Wat ook een veelvoorkomende klacht is, is **nachtzweten**. De meeste vrouwen met overgangsklachten hebben hier last van. Terwijl je ligt te slapen denkt je lichaam dat je het te warm hebt. Dat komt ook weer door die hypothalamus die ontregeld is doordat je minder van het hormoon oestrogeen hebt. Daardoor ga je zweten. Het is een heel vervelende klacht, want je wordt er wakker van. Je drijft als het ware je bed uit. Soms moet je zelfs iets droogs aandoen of je bed verschonen.

Televisiekok Nadia Zerouali weet er alles van: 'Ik had soms elk uur wel een opvlieger, dat was gewoon hels. 's Nachts in bed werd ik er kleddernat van, slapen lukte niet. Ik kan je vertellen: van een paar maanden amper slapen word je echt geen leuk mens.'

De meest originele tip die wij tegen nachtzweten tegenkwamen, kwam van een vrouw die zweert bij een koelmat, zo'n ding dat baasjes voor hun hond kopen omdat die dieren niet kunnen zweten. Zij sliep eindelijk weer lekker dankzij die koelmat. Een ander legt icepacks onder haar kussen.

Volgens verpleegkundig overgangsconsulent Joyce van Stralen loont het vooral om uit te zoeken wat jouw trigger kan zijn, naast oestrogeentekort. 'Zo had ik eens een vrouw op mijn spreekuur die helemaal gek werd van het nachtzweten. Drie weken later was het helemaal over. Wat bleek? Ze was gestopt met alcohol drinken. Die twee biertjes voor het slapengaan bleken haar trigger.'

Op nummer drie van de meest voorkomende oorzaak van overgangsklachten staat **slecht slapen**. Sowieso slaapt ongeveer de helft van de vrouwen slecht en de overgang maakt dat nog erger. De een kan niet in slaap komen, de ander wordt 's nachts wakker of heel vroeg wakker en weer een ander heeft dat allemaal. Ik ken het helaas maar al te goed. O, wat vervelend zijn die spooknachten, zoals ik ze noem. Dan doe ik voor mijn gevoel geen oog dicht, alleen heel lichte, 'dunne' slaapjes.

Slecht slapen is voor veel vrouwen een van de heftigste overgangsklachten.

Of het slechte slapen nu door nachtzweten komt of doordat de overgang je stress geeft, of door wat anders: langdurig slaapgebrek is slopend. Het is dus geen wonder dat je wanhopig wordt als je veel wakker ligt. Houd hoop. Experts zeggen dat er wel degelijk oplossingen zijn. Zeker als je vóór de overgang wel goed sliep.

Probeer eerst eens de standaardadviezen, zoals rust inbouwen vlak voor bedtijd. En dan geen schermpjes meer. Gynaecoloog Dorenda: 'Het is belangrijk dat je ontspant voor je gaat slapen. Doe iets wat je fijn vindt. En denk niet als je onder de wol kruipt: ik moet slapen. Dan wordt het 'm al helemaal niet meer.'

Wist je trouwens dat je na de overgang minder slaap nodig hebt dan voorheen? Gynaecoloog Dorenda: 'Nog steeds is zeven tot acht uur goed voor de meeste vrouwen, maar tot 11 uur uitslapen lukt meestal niet meer.' Voor hardnekkige slaapproblemen kun je bij experts terecht. Annemarie Persyn is gezondheidszorgpsycholoog en als vijftigjarige bovendien ervaringsdeskundige wat betreft de overgang. Zij is van Slaapmakend, een collectief van psychologen dat gespecialiseerd is in het helpen van mensen met slaapproblemen. Ze geeft in *Hulptroepen* uitgebreid tips, maar hier alvast een hoopgevende boodschap van Annemarie. 'Met een kortdurende behandeling kunnen wij mensen echt helpen. Het is niet hopeloos, ook niet in de overgang. Wel is het zo dat je slaappatroon en slaapbehoefte in de loop van je leven veranderen en dat je hormonale balans impact heeft. Maar dat betekent helemaal niet dat je voor lief moet nemen dat je slecht slaapt. Er is altijd verbetering mogelijk. We worden niet allemaal Doornroosjes, maar iedereen kan vrienden worden met slaap.'

**Spierpijn en gewrichtspijn** komen veel voor bij vrouwen in de overgang. Ontsnapt er weleens een kreet aan je als je na een tijdje gezeten te hebben weer opstaat? Krijg je het dekseltje van de jampot niet meer open? Voelt je lijf 's ochtends alsof je een week niet bewogen hebt? Yep, dat ligt waarschijnlijk aan de overgang. Door die stramheid voel je je soms een oude vrouw. Maar nee, dat bén je niet. Die pijnlijke spieren en gewrichten komen 'gewoon' door de overgang (en ja, ook een beetje door het ouder worden).

De afname van het hormoon oestrogeen is ook hier (mede)verantwoordelijk. Oestrogeen zorgt namelijk voor collageen, een eiwit dat de boel soepel houdt. Minder oestrogeen betekent minder collageen en dat betekent drogere slijmvliezen. Het resultaat: het schuurt als je je beweegt. Je kunt het voelen in je handen, schouders, polsen, tenen, knieën, rug en heupen. Je lichaam wordt minder soepel en elastisch. Je bent stijf en stram.

Nadia Zerouali voelde zich een 'oude oma'. 'Als ik wakker werd, kon ik met moeite schuinwaarts mijn bed uit klimmen. Pas na een warme douche kon ik een beetje bewegen. Bij kickboksen moet je aan het begin, voor de warming-

'ALS IK WAKKER WERD, KON IK MET MOEITE SCHUINWAARTS MIJN BED UIT KLIMMEN'

NADIA (47)

up, altijd zo'n groet doen waarbij je knielt op de vloer. Dat kon ik niet. Ik kon echt niet door m'n knieën.'

Naast minder soepele gewrichten, nemen ook nog eens je spiermassa en spierkracht af als je ouder wordt. Dus train die spieren, en begin er op tijd mee. Het helpt! Sowieso is bewegen heel belangrijk, zeker in deze fase van je leven. En zorg voor genoeg eiwitten in je voeding, om die spieren en gewrichten gezond te houden. Mijn trainer Joost van der Veen vertelt er alles over in het hoofdstuk 'Spiegeltje spiegeltje'.

Veel vrouwen in de overgang hebben last van **vaginale droogheid.** Minder oestrogeen is ook hier de boosdoener, want dat hormoon verzorgt je slijmvliezen. Doordat het slijmvlies en dus de huid in je vagina dunner wordt, kan je vagina droger, schraal of geïrriteerd voelen. Bovendien kunnen de hormoonveranderingen de zuurgraad in je vagina verstoren. Daardoor kan het jeuken en anders – niet lekker – ruiken. En je loopt meer kans op schimmelinfecties.

Die dunnere huid – atrofie heet dat officieel – kan ook zorgen voor blaasontstekingen. Wend je voor hulp tot de huisarts, en vraag bij hevige jeuk om een verwijzing naar een gynaecoloog. Bij sommige huidaandoeningen aan de vulva helpt hormoontherapie, waarover meer in het hoofdstuk 'Hulptroepen'.

Wat je zelf kunt doen? Niet te vaak je vulva wassen, maximaal één keer per dag zonder zeep. En voor het slapen invetten met een neutrale crème, bijvoorbeeld geurloze kokosolie.[4]

Ook de **slijmvliezen** in je ogen, neus en mond kunnen droger worden tijdens de overgang.

Een klacht die veel voorkomt bij de overgang is **hoofdpijn.** Dit heeft vaak met hormonale schommelingen te maken. Veel vrouwen hebben er daarom ook rond hun menstruatie last van. Bij hormonale **migraine** gaat het om heftige pijn die bonst op een bepaalde plek in het hoofd. Je kunt op zo'n moment erg gevoelig voor licht en geluid zijn, moeten overgeven, en daarom alleen je bed in een donkere kamer verdragen. In de overgang krijgt een derde van de vrouwen met hoofdpijnklachten nog ergere hoofdpijn. Andere vrouwen krijgen in de overgang voor het eerst last van hoofdpijn.

Er is wat aan te doen. Ga naar een arts, want voor de juiste behandeling is het belangrijk om te weten van welke soort hoofdpijn of migraine jij last hebt.

De zoektocht van je lichaam naar een nieuwe balans kost energie. **Vermoeidheid** komt veel voor bij vrouwen in de overgang. Ze voelen zich futloos en hebben minder energie. En daar worden ze weer prikkelbaarder van. Als je moe bent, kun je je bovendien vaak minder goed concentreren. Die

---

4 Dorenda van Dijken en Janneke Wittekoek, *Hart & hormonen. Fit de overgang in*, 2020, Uitgeverij Lucht

moeheid zit echt niet tussen je oren, ook hier zijn hormonen weer de schuldige. De afname van oestrogeen, dat voor energie zorgt, maakt je moe. Nachtzweten, slecht slapen en opvliegers slurpen ook energie.

**Oorsuizen of tinnitus** wordt vaak genoemd als klacht bij vrouwen in de overgang. Dit kan met ouder worden te maken hebben, maar toch hoor je vaak dat het erger wordt in de overgang, bijvoorbeeld door de stress van opvliegers en slecht slapen. Bij tinnitus hoor je een piep, fluit, zoemen of sissen. Het kan heel irritant zijn en veel impact hebben.

Kortom: de afname van hormonen en schommelingen in je hormoonhuishouding kunnen tot een scala aan klachten leiden die op hun beurt weer allemaal andere vervelende symptomen kunnen veroorzaken. Ik noem nog even **urineverlies**, een normale klacht in de overgang, bijvoorbeeld als je moet lachen of hoesten. Ook jeuk, misselijkheid, gevoelige borsten, zenuwpijn, hartkloppingen en een branderig gevoel bij het plassen of continu naar de wc moeten komen voor. Op langere termijn heb je door het wegvallen van oes-

'DE ZOEKTOCHT VAN JE LICHAAM NAAR EEN NIEUWE BALANS KOST ENERGIE'

CAROLINE

trogeen meer risico op hart- en vaatziekten, botontkalking en zelfs op dementie. Verderop in dit boek beschrijf ik nog meer klachten. Zo vertel ik in het hoofdstuk 'Wie ben ik' over de mogelijke mentale en psychische symptomen van de overgang. En in 'Spiegeltje spiegeltje' komen de veranderingen die impact hebben op je uiterlijk aan bod. Waarschuwing: je wordt er allemaal niet vrolijk van. Maar ik probeer er meteen wat nuttige tips bij te geven. In het hoofdstuk 'Hulptroepen' komen er echte oplossingen die je deze periode door gaan helpen (als je bij de pechvogels hoort die er veel last van hebben). In het hoofdstuk 'Het verboden woord' lees je waarom we echt mogen praten over de overgang. En in 'Lang en gelukkig' – net als op andere plekken in dit boek – lees je wat de voordelen van de overgang zijn. Onthoud: je bent niet alleen en het komt goed!

Zoals gezegd, ga ik verderop in het boek nog uitgebreid in op de mentale klachten die veel vrouwen ervaren en de impact op je uiterlijk. Ja dames, het valt allemaal niet mee. Ik haal nog maar eens mijn motto aan: het komt goed. Echt.

# ‘HET KOMT GOED’

CAROLINE

# OM TE ONTHOUDEN

1. Naar de huidige schatting merkt zo'n 20 procent van de vrouwen weinig tot niets van de overgang. Van de 80 procent die wel klachten heeft, heeft een derde hevige klachten.

2. Een bekend signaal dat je in de overgang bent, is dat je menstruatie verandert. Maar ook al die andere klachten die gepaard kunnen gaan met de overgang kunnen een (eerste) aanwijzing zijn.

3. De overgang is eigenlijk een soort omgekeerde puberteit. In de puberteit ga je van niet-vruchtbaar naar vruchtbaar met alle hormonale veranderingen die daarbij horen, in de overgang is het precies andersom.

4. Deze fasen zitten er in de overgang:
   Perimenopauze – de fase voor en na je laatste ongesteldheid (deels overlappend met de premenopauze en de postmenopauze)
   Menopauze – als je voor het allerlaatst ongesteld wordt.

5. De meeste klachten in de overgang worden veroorzaakt door de afname van hormonen. De hormoonsoort waar het allemaal om draait in de overgang is oestrogeen, en om precies te zijn oestradiol.

6. De overgang duurt gemiddeld twee tot tien jaar.

# 2

# WIE BEN IK?

WAT DE OVERGANG MENTAAL
ALLEMAAL MET JE KAN DOEN

# Caroline

De overgang had bij mij een enorme impact. Ik weet nog goed dat mijn man Ernst-Jan vaak belde vanaf zijn werk om te horen hoe het met me ging. Ik barstte dan regelmatig in huilen uit. Als ik daar nu aan terugdenk schiet ik zo weer vol. Ik herkende mezelf niet. Ik wilde dat helemaal niet, me zo ongelukkig voelen. *Hoezo ben ik nu aan het huilen?* Dan kwam Ernst naar huis en gingen we samen een eind wandelen.

Ik was niet mezelf. Ik ben namelijk helemaal geen somber type. Ik ben een aanpakker, een 'ram-vrouw' noem ik het. Ik ga er altijd voor. Maar dat kon ik destijds allemaal niet meer in mezelf naar boven halen. Normaal ben ik altijd bezig, zit ik vol energie. Dat was totaal verdwenen. Ik kon me nergens toe zetten. Nooit in mijn leven had ik me zo futloos gevoeld, dus dit was een heel vreemde gewaarwording.

Carrière-*wise* was het destijds een beetje rustig. Maar als Ernst voorstelde dat ik eens met die ene televisiebaas zou gaan praten of iets met dat leuke idee van mij zou gaan doen, dacht ik alleen maar: dat kan ik niet. Dat durf ik niet. Mijn zelfvertrouwen was volledig verdwenen. Ook dat was nieuw. Ik kan heus wel onzeker zijn, en ik ben best bescheiden, maar een gebrek aan zelfvertrouwen? Nee. Toch was ik er nu opeens van overtuigd dat ik er niet meer toe deed en dat mijn carrière voorbij was. *Ze zien me aankomen.*

Niet alleen voelde ik me somber, futloos en onzeker, ik reageerde ook heel anders op situaties dan normaal. Ik kon totaal niet meer relativeren, terwijl ik daar normaal gesproken kampioen in ben. Het dieptepunt in die periode deed zich voor tijdens een reis naar India. Ernst en ik gingen daar naar het Festival of Colours, het Holi-feest. Hindoes vieren dan dat het goede het kwade overwint en iedereen gooit kleurpoeder en gekleurd water naar elkaar. Op dat feest kregen Ernst en ik een roze verfbom over ons heen. Mijn haar was daardoor helemaal roze. Ik was ontroostbaar. Na tien keer wassen was het nog steeds roze. Ik dacht dat iedereen me aanstaarde vanwege mijn roze haar. Dat was natuurlijk helemaal niet zo. Het was sowieso belachelijk dat ik er zo

'HOEZO BEN IK
NU AAN HET HUILEN?'

CAROLINE

mee bezig was. Ik bedoel: ben je in een land waar kinderarbeid nog bestaat, maak je je druk over je haar. Dat slaat toch nergens op? Toch kon ik alleen maar huilen.

Ik belde Leco – mijn goede vriend en al dertig jaar mijn kapper en visagist – om hulp te vragen en die grapte nog dat het best hip was: 'Lady Gaga heeft ook roze haar.' Nou, ik kon hem wel slaan door die telefoon. Zo zou ik normaal nooit reageren. Ik ben er juist heel goed in om vervelende dingen in proportie te zien. Zo ben ik. Maar toen even niet.

Leco kan zich dat roze-haar-drama nog als de dag van gisteren herinneren: 'Als ik ooit mijn memoires schrijf, komt dit er zeker in. Ik heb alle appjes nog die Caroline en ik uitwisselden. Niets wat ik zei kon haar aan het lachen maken. Terwijl Caroline normaal juist hartstikke nuchter is, zo van "lekker belangrijk". Het was in de tijd dat Lady Gaga roze haar had, het was best in de mode. Bovendien: het was een beetje pastelroze, niet hard fuchsia of zo. Maar wat ik ook zei, Caroline bleef overstuur. Ik begreep er niks van: waarom vond ze het zo verschrikkelijk? Toen mij duidelijk werd dat ze er echt heel erg mee zat, ben ik gaan bellen om een goede kapper voor haar te vinden in de regio in India waar ze was. Toen ik iemand gevonden had, heb ik ze exact doorgegeven wat ze moesten doen. Laatst vond ik toevallig een foto van Caroline in die salon terug. Doodongelukkig zag ze eruit, helemaal niet de Caroline die ik kende.'

Net als ik, was artiest Candy Dulfer zichzelf niet in de overgang. In de documentaire die ik – met Nada van Nie en Hadewijch van Velzen – over de overgang maakte vertelt ze: 'Ik vergat dingen. Ik kon heel erg overstuur raken van kleine tegenslagen. Ik zei tegen mensen: "Zo ben ik eigenlijk helemaal niet, hoor." Ik vond het heel vervelend, want ik wéét wie ik ben. Ik ben oud genoeg om dat te weten, en toch was ik nu anders. Dat wilde ik niet! Ik wilde ervanaf.'

Tanja (46) voelt zich ook anders dan normaal. Ze heeft opeens een enorme behoefte om te 'vertragen': 'In alles merk ik dat. Mijn lichaam vraagt om een wat rustiger en stiller leven. Laatst vierden we mijn zoons 21ste verjaardag. De hele familie was er, alle kinderen hadden hun partners mee. Ik vond het gewoon te druk, te luid en te lawaaierig, terwijl ik daar normaal zelden last van heb.'

## JEZELF NIET HERKENNEN

'Ik herken mezelf niet meer terug.' Dat zeggen vrouwen in de overgang vaak. Ze waren ooit opgewekt en zijn nu chagrijnig. Of ze konden altijd overal om lachen en moeten nu om diezelfde situaties huilen. Anderen hadden voorheen energie voor tien, maar zijn nu continu moe. En hun lontje is korter dan ooit. *Ik ben mezelf niet meer. Wat gebeurt er? Wie ben ik?* vragen ze zich af.

Nou, je bent een vrouw in de overgang dus. Dat je even niet meer dezelfde bent als voor de overgang, is eigenlijk helemaal niet gek. Tegelijkertijd denkt psycholoog Kerstin Venhuizen – die in haar praktijk in Utrecht veel vrouwen met overgangsklachten helpt – dat er juist ook eigenschappen naar boven kunnen komen die er wel al in zaten: 'Misschien had je bijvoorbeeld altijd al iets bozigs in je, maar heb je die neiging eerder genegeerd of heb je haar onderdrukt. Agressie wordt bij vrouwen immers als niet zo sexy gezien, wij vrouwen mogen niet boos zijn, we moeten lief en zorgzaam zijn. Anders zijn we bitchy. Ik denk dat er eigenschappen zijn die zich bij vrouwen pas uiten in de overgang, maar die er wel degelijk al waren.'

Of het er nou al in zat of niet: die woede, irritatie, chagrijn of behoefte aan stilte die je nu hebt, laten zich niet (meer) wegdrukken. Dat is ook logisch als je bedenkt wat een storm aan hormonale veranderingen er in je lichaam woedt. Het is niet gek dat ook je *mind* wordt beïnvloed als je kijkt naar de lange lijst lichamelijke klachten in het vorige hoofdstuk. Het moge duidelijk zijn: de overgang en de afname van hormonen hebben niet alleen invloed op je lijf, ze doen ook van alles met je psyche.

Veel vrouwen merken bijvoorbeeld dat hun **geheugen** minder goed werkt. Dat komt waarschijnlijk doordat je eierstokken minder oestrogeen aanmaken. Maar ook minder goed slapen kan van invloed zijn op je geheugen.

**'Brainfog', verwardheid en concentratieproblemen** zijn bekende symptomen van de overgang. Tanja (46) omschrijft het als 'watten in je hoofd'. 'Ik ben minder gefocust dan ik vroeger was, vergeetachtiger. Ik kan gerust 's ochtends een afspraak in mijn agenda zien staan en die een uur ervoor alweer vergeten zijn. O shit, denk ik dan als er een appje binnenkomt met de vraag waar ik toch blijf. Terwijl ik jaren zonder agenda heb geleefd en dat altijd goed ging. Ik merk ook dat mijn spanningsboog korter is. Een film, een vergadering... ik vind het al snel te lang duren of langdradig en haak af. Ik ben minder helder en scherp. Als ik veel te doen heb, weet ik soms niet waar ik moet beginnen.'

Televisiekok Nadia Zerouali denkt dat onderschat wordt hoe beroerd de overgang is voor je scherpte: 'Je hersenen doen het gewoon niet meer. Ik kan nergens meer op komen, niet op namen, niet op woorden. Het is zo *foggy*

– mistig – in mijn hoofd. Alles moet ik opzoeken. Niet handig als presentator. Soms weet ik tijdens een interview opeens niet meer wat ik net vroeg. Alsof ik niet geïnteresseerd ben, gênant gewoon.'

## 'HET MOOIE AAN DE OVERGANG IS DAT JE ALS VROUW WEL AAN JEZELF MÓÉT DENKEN'

DORENDA VAN DIJKEN, GYNAECOLOOG

Virginie (52) was zelfs bang dat ze alzheimer had. 'Ik kon niet meer op woorden komen en vergat waar ik mijn spullen gelaten had. Tot ik erachter kwam dat dat bij de overgang hoort, vreesde ik echt dat ik al aan het dementeren was. Ik vond het doodeng.'

Dat je je lastiger kunt focussen, betekent mogelijk ook dat je minder goed kunt multitasken. Probeer niet alles tegelijk te blijven doen, gun jezelf wat meer rust. Een hoopgevende boodschap: als je lichaam weer een balans vindt in de hormoonveranderingen die het doormaakt, gaan deze brainfog en geheugenproblemen voorbij.

Wat best veel vrouwen ervaren is dat ze in de overgang **minder zorgzaam** zijn. Dat kan verklaard worden door de afname van het hormoon oxytocine, dat ook wel bekendstaat als het knuffelhormoon. Je kan daardoor wat introverter worden en minder zin hebben in sociaal doen, feestjes en etentjes. **Motivatieveranderingen** noemen ze het ook wel, en die horen echt bij de overgang. Geef er lekker aan toe en dwing jezelf niet door te gaan zoals altijd omdat dat 'zo hoort'.

Luisteren naar je behoeftes is essentieel. Doe je dat niet, dan geeft dat stress en kunnen je klachten alleen maar erger worden. Volgens gynaecoloog Dorenda van Dijken is dit een **OOM: Overgang Omdenk Moment**. Dorenda vindt het helemaal prima dat de overgang je motivatie en zorgzaamheid verandert. 'Al die jaren heb je klaargestaan voor anderen. Vrouwen denken vaak eerst aan een ander en dan pas aan zichzelf. Het mooie aan de overgang is dat je als vrouw wel aan jezelf móét denken. Nu ben jij aan de beurt. Ik zie in mijn praktijk dat vrouwen in de overgang soms voor het eerst heel duidelijk kiezen voor wat zij zelf leuk vinden.'[5]

Veel vrouwen noemen **innerlijke onrust** of een **gejaagd gevoel** als symptoom dat zij in de overgang ervaren. Volgens verpleegkundig overgangsconsulent Joyce van Stralen kan de afname van progesteron de boosdoener zijn: 'Dat staat bekend als het chill-hormoon, waar je rustig van wordt. Maar er zijn ook andere mogelijke oorzaken. Bij een opvlieger kun je innerlijke onrust of een gejaagd gevoel ervaren. Ook bij overbelasting en stress kan die klacht passen. En soms heeft dat onrustige gevoel met hoge bloeddruk of een te snel werkende schildklier te maken, dus je kunt dat altijd even laten checken.'

Tanja (46) omschrijft het gevoel als volgt: 'Ik voel me opgefokt. Ik wil meer tijd dan voorheen voor dingen. Ik herken dit gevoel trouwens van vroeger, toen had ik het rond mijn menstruatie. Nu heb ik het bijna continu.'

Kaatje (60) had er ook veel last van in de overgang en vond het een vreselijk gevoel: 'Afschuwelijk, alsof je opeens erge ADHD hebt. Door de overgang stond alles bij mij op z'n kop, maar dit vond ik misschien wel het naarste symptoom. Stel je voor dat je je continu voelt alsof je zenuwachtig bent voor je rij-examen. Zo was het. Doodmoe word je ervan.'

**Stemmingswisselingen** horen heel erg bij de overgang, veel vrouwen krijgen daarmee te maken. Je gemoedstoestand wisselt dan heel erg. Huilen om niks, woede-uitbarstingen en beren op de weg zien horen erbij.[6] Veel vrouwen

---

5 Dorenda van Dijken en Janneke Wittekoek, *Hart & hormonen. Fit de overgang in*, 2020, Uitgeverij Lucht

6 Ibid.

denken dat ze overspannen zijn of dat ze een burn-out hebben en leggen het verband niet met de overgang. Zeker niet als ze nog ongesteld worden, en dat terwijl de overgang en de bijbehorende symptomen lang voor je laatste menstruatie kunnen beginnen.

Doordat het hormoon oestrogeen al vroeg in de overgang afneemt, raakt het deel van je hersenen dat je emotionele reacties reguleert verstoord. Dan kun je stemmingswisselingen krijgen, als je daar gevoelig voor bent. Ben je opeens woedend om een hermetische verpakking van een nieuwe aankoop die niet open te krijgen is? Kun je die kennis die een irritante opmerking maakt wel slaan? Of voel je je soms plotseling down terwijl daar geen aanwijsbare

'STEL JE VOOR DAT JE JE CONTINU VOELT ALSOF JE ZENUWACHTIG BENT VOOR JE RIJ-EXAMEN'

KAATJE (60)

reden voor is? Weet dan dat het niet tussen je oren zit. Je verzint het niet, er is een lichamelijke oorzaak voor stemmingswisselingen in de overgang. Het kan een beetje lijken op hoe labiel je je kunt voelen als je last hebt van PMS (premenstrueel syndroom).

Debbie (49) kon naar eigen zeggen van het ene uiterste in het andere gaan. 'Mijn gedrag werd heel onvoorspelbaar. Ik kon het ene moment vriendelijk en geduldig zijn en het volgende moment woest. Ik had driftbuien. Nu ben ik van mezelf best temperamentvol, maar dit was wel heel erg. Achter het stuur ging ik ook helemaal los. Ik vind dat ik fantastisch goed kan autorijden en op andere weggebruikers heb ik vaak commentaar. Maar tijdens de overgang kon ik me niet meer inhouden. "Randdebielen," riep ik naar automobilisten die me rechts inhaalden of die te langzaam reden op de snelweg. Als mijn zoon ernaast zat, wist hij niet wat hij hoorde. "Doe eens even normaal, mam."

Mijn collega's en gezin hadden er best last van. Dan kwam ik bijvoorbeeld thuis na mijn werk, was het een rotzooi en ontplofte ik. Ik voelde me heel erg slachtoffer. Ik vond het zo zielig voor mezelf als mijn kinderen de kattenbak niet hadden verschoond of de vaatwasser niet hadden uitgeruimd. "Ik moet ook alles zelf doen," gilde ik dan. Gelukkig waren mijn man en kinderen er niet zo van onder de indruk, omdat ze dus wel wat temperament gewend waren van mij. Ik was echt onredelijk. En dat zelfmedelijden, dat was nieuw. Ik ging soms in bed liggen huilen omdat ik het zo met mezelf te doen had.'

## 'IK GOOGELDE OP "VOOR DE TREIN SPRINGEN"'

MIRIAM (50)

Je kunt je in de overgang **neerslachtig** of **lusteloos** voelen, of zelfs **depressief**. Als je ooit een depressie hebt gehad, of een postpartumdepressie na de geboorte van een kind, is de kans dat je depressief raakt in de overgang groter.

Miriam (50) voelde zich soms van het ene op het andere moment down, en dan weer niet. 'Ik weet nog hoe ik een keer van het treinstation naar mijn fiets liep en plotseling die donkere wolk voelde verdwijnen. Ik was er weer. Maar ik kon me even later zo weer heel ongelukkig voelen. Dat herkende ik totaal niet van mezelf. Ik heb zelfs wel eens gegoogeld op "voor de trein springen". Niet dat ik dat echt zou doen, maar jeetje, wat voelde ik me soms rot. Ook doordat ik zo slecht sliep, ik werd daar hartstikke instabiel van.'

Best veel vrouwen krijgen **angst- en paniekaanvallen** in de overgang. Dit kan al beginnen als je nog – regelmatig – ongesteld wordt. Dan start namelijk al de verandering in je hormoonhuishouding die psychische klachten kan veroorzaken. Wat is een angst- of paniekaanval? Je voelt dan:

- dat je niet goed kunt ademen
- pijn op je borst
- duizeligheid
- hartkloppingen
- alsof je gek wordt
- alsof je de controle verliest.

Sommige vrouwen merken dat **oude trauma's**, pijnlijke gebeurtenissen uit hun verleden, in alle hevigheid de kop opsteken tijdens de overgang. Schrijfster Susan Smit heeft een hoopgevende boodschap: 'Juist als al je gebruikelijke trucjes en mechanismen uit je handen worden geslagen, ligt er een beloning op je te wachten in de vorm van de inzichten die je erdoor krijgt. Laat je weerstand varen en laat de oude pijn en onverwerkte trauma's die in de overgang naar boven kunnen komen toe. Niet alles wat minder vrolijk is of je minder productief maakt is slecht. De overgang hoort bij het leven. Het neemt nu ruimte in en gaat je iets brengen. Voor alles is een tijd en een plaats en misschien is die overgang wel bedoeld als fase om die oude pijn te verwerken en achter je te laten. Misschien geeft het je de kans om – nu je een fase van je leven afsluit en een nieuwe binnengaat – traumatische ervaringen hun rechtmatige plek te geven. Je vreest misschien dat de pijn er groter door wordt, maar uiteindelijk neemt het dan juist minder ruimte in in je leven. Hoe we kijken naar pijn, verlies en verdriet, is heel erg verbonden met hoe we kijken naar de overgang. Mag het in je leven bestaan? Ken je het waarde toe? Als je het alleen als lastig ziet en niet de waarde ervan inziet, benut je het niet. En er zit net zo goed waarde in ouderdom, in je onvruchtbare fase, in verdriet en zelfs in moodswings.'

Hierin schuilt het tweede **Overgang Omdenk Moment** (OOM) van dit hoofdstuk. Misschien lukt het je de overgang positief in te zetten. Als deze fase voor jou inderdaad onverwerkte trauma's naar boven brengt, kan het een kans zijn om – zoals Susan Smit het zo mooi formuleert – die pijn een plek te geven waar het minder ruimte inneemt. Gun jezelf die psycholoog, coach, yogaretraite of wat jou ook helpt om om te gaan met narigheid die de overgang bij je naar boven brengt. Wie weet verandert het je leven wel in positieve zin.

Tegelijkertijd is er ook een 'maar' te plaatsen bij dat OOM: hoewel het je waarschijnlijk wat oplevert om die oude pijn aan te pakken, heeft psycholoog Kerstin Venhuizen een beetje een broertje dood aan 'verplicht' omdenken. 'Ja, je kunt het als een kans zien en als tijd voor grote opruiming. Je oude shit aanpakken kan inderdaad veel ruimte geven. Maar leuk is anders. Ik kan me heel goed voorstellen dat je het niet herkent als een kans op het moment dat die pijnlijke ervaringen uit je leven zo heftig naar boven komen. En dat je ook helemaal geen zin hebt om het als een kans te zien. Dat hoeft ook niet. Het is gewoon naar en je gaat door de modder. Maar misschien helpt het een beetje om te weten dat het je uiteindelijk wat oplevert, zoals dat voor elke crisis eigenlijk wel geldt.'

Dus een belangrijke kanttekening bij het OOM in dit hoofdstuk (en eigenlijk bij alle OOM in dit boek): omdenken klinkt leuk, maar is lang niet altijd haalbaar. Dus lukt het jou niet, dan is dat prima! Als je midden in iets vervelends zit, is het soms nogal irritant om de druk te voelen er iets positiefs in te zien. Dus laat duidelijk zijn: je mag het rot en zwaar vinden, dat is het ook. Het is juist goed om je gevoelens toe te laten. En je hoeft het helemaal niet als een kans te zien wanneer er een oud trauma opspeelt of je je slecht voelt. Maar misschien helpt het een heel klein beetje om te weten dat het voorbijgaat en je er waarschijnlijk beter uitkomt.

Ik ga nu verder met de mentale of psychische klachten die de overgang je kunnen geven. Bijna al die klachten zijn ook symptomen van een **burn-out** of overspannenheid. Het is dan ook niet vreemd dat ze vaak niet als overgangsklachten herkend worden. Veel vrouwen denken een burn-out te hebben terwijl de overgang de voornaamste oorzaak van hun klachten is. En soms is het precies andersom.

Psycholoog Kerstin: 'Zowel bij een burn-out als bij de overgang veranderen je lichaam en je energie. Er zijn veel overeenkomsten. Als je toch doorgaat met actief zijn en alles doen op je oude niveau, ga je over je grenzen heen. De periode dat vrouwen door de overgang gaan, is ook nogal eens een fase in hun leven waarin er van alles verandert. Kinderen vliegen uit, ouders hebben zorg nodig, en vrouwen willen vaak overal bij helpen en betrokken zijn. Maar het is gewoon te veel. Wat vrouwen vaak vergeten is hoe belangrijk het is om juist in deze fase regelmatig goed in jezelf af te dalen en stil te staan bij hoe je je voelt, hoe het met je gaat en waar je behoefte aan hebt. Maak de balans op en kijk wat er moet veranderen in je leven. De overgang betekent immers letterlijk transitie.'

Verpleegkundig overgangsconsulent Joyce ziet ook in haar praktijk dat het goed is om juist in de overgang te onderzoeken wat je gelukkig maakt of voldoening geeft: 'Daarom is het zo belangrijk om in gesprek te gaan met een verpleegkundig overgangsconsulent of een andere deskundige. Dan kunnen we er echt achter komen wat je klachten kan veroorzaken en wat mogelijk helpt. Laatst had ik een vrouw van 53 op mijn spreekuur. Ze kwam voor opvliegers en die had ze vooral op haar werk. Al pratende bleek dat er iets vervelends gaande was met haar baan, haar leukste taken waren weggevallen. Het was niet meer uitdagend en daar kreeg ze stress van, en daardoor speelden die opvliegers zo op als ze op haar werk was. Op mijn aanraden is ze het gesprek met haar baas aangegaan en ging het al snel beter. Soms verergeren bepaalde omstandigheden je overgangsklachten en kun je je beter voelen door juist die factoren aan te pakken.'

## JE MAG VOELEN WAT JE VOELT

Omdat psychische klachten door de overgang vaak al beginnen als je nog ongesteld wordt, denken vrouwen meestal niet aan hormonale veranderingen als mogelijke oorzaak, en ook huisartsen staan er vaak niet bij stil. Soms beweren artsen zelfs dat je nog geen overgangsklachten kunt hebben als je nog menstrueert, wat dus onzin is.

Psycholoog Kerstin: 'Eigenlijk kunnen alle psychiatrische ziektebeelden voorbijkomen in de overgang. Die stemmingswisselingen maken dat het wel lijkt alsof je bipolair bent. En verder lijkt het soms wel alsof je ADHD hebt, depressief bent, een burn-out hebt of aan dementie lijdt. Voor veel vrouwen is de overgang psychisch ontzettend heftig, dat heb ik trouwens persoonlijk ook zo ervaren. De basis van mijn boodschap aan vrouwen in de overgang, en eigenlijk aan alle mensen die in mijn praktijk komen, is: je mag alles voelen wat je voelt. Je mag je kak voelen. Je hoeft er niet van weg te blijven of ervan te schrikken. Verder moeten we vooral afleren om onszelf zo af te wijzen. In de kern ben je oké. Je bent goed zoals je bent, houd eens op met zo naar doen tegen jezelf.'

# OM TE ONTHOUDEN

1. De overgang heeft niet alleen invloed op je lijf, je veranderende hormoonhuishouding kan ook van alles met je psyche doen.

2. Veel vrouwen merken bijvoorbeeld dat hun geheugen minder goed werkt. Brainfog, verwardheid en concentratieproblemen zijn bekende symptomen. Innerlijke onrust of een gejaagd gevoel worden ook vaak genoemd.

3. Stemmingswisselingen horen heel erg bij de overgang, negen van de tien vrouwen krijgen daarmee te maken. Verder kun je je in de overgang lusteloos voelen of zelfs depressief. Sommige vrouwen krijgen angst- en paniekaanvallen.

4. Bijna alle mogelijke mentale overgangsklachten zijn ook symptomen van een burn-out. Daarom worden ze vaak niet als overgangsklacht herkend.

5. Omdat psychische klachten vaak al beginnen als je nog ongesteld wordt, denken vrouwen meestal niet aan de overgang als mogelijke oorzaak, en ook huisartsen staan er vaak niet bij stil. Terwijl overgangsklachten zeker wel al kunnen beginnen voor je laatste menstruatie.

6. Zoek hulp bij een psycholoog als je veel psychische klachten ervaart. En onthoud: je mag alles voelen wat je voelt.

# 3

# SPIEGELTJE SPIEGELTJE

ZO BEÏNVLOEDT DE OVERGANG JE UITERLIJK
(EN DIT DOE JE ERAAN)

# Caroline & Leco

**Caroline** De overgang en je uiterlijk... waar zal ik eens beginnen? Het gewicht vond ik nog het ergste, denk ik. Op mijn dieptepunt woog ik 83 kilo, tientallen kilo's zwaarder dan normaal. Ik haatte mijn lichaam. Sommige vrouwen krijgen een buik, bij mij werd alles dikker. Dus ook mijn armen, benen en gezicht. Ik hield zo veel vocht vast dat ik mijn eigen wangen kon zien als ik naar beneden keek. Mijn ringen pasten niet meer. Op de beruchte reis naar India (die van het roze-haardrama dat ik in het vorige hoofdstuk beschreef) kreeg ik mijn korte broek niet meer over mijn bovenbenen. En het was nog wel zo'n heel groot, baggy model. Mijn man Ernst-Jan dacht grappig te zijn door te demonstreren dat hij mijn short wel paste. Ik kon hem wel slaan toen hij dat deed, terwijl ik normaal gesproken best had kunnen lachen om zo'n flauwe actie. (Ernst wil hierbij trouwens graag even zeggen dat hij het achteraf ook een slechte grap vindt.) Niet alleen mijn gewicht veranderde door de overgang. Ik had ook enorme inhammen in mijn haar, je-weet-wel: wat mannen hebben. Arme Leco, die moest er wat van zien te maken als ik televisieopnames had.
**Leco** Ik zag haar haar gewoon dunner worden. Op een gegeven moment zat er niks anders op, ik zei tegen Caroline: 'Ik krijg het niet meer goed, het is tijd voor een haarstukje.' En ik heb een haarstukje gemaakt voor haar, om die inhammen te verbergen tijdens de televisieopnames.
**Caroline** Ik weet sowieso niet hoe Leco het heeft gedaan, mij elke keer weer toonbaar maken in die periode. Met mijn opgeblazen toet.

**Leco** Hoe krijg je contour in een skippybal? Zo moet je het eigenlijk zien. Er ging zo veel make-up op dat een dragshow er niets bij is.
**Caroline** Ik weet nog goed dat de Amerikaanse acteur George Clooney in die periode te gast was bij de Postcodeloterij en ik moest presenteren. Je wilt er leuk uitzien als je George Clooney ontmoet, maar ik voelde me zo dik, een tientonner gewoon. Ik wilde het liefst thuisblijven, maar ik moest wel, het was mijn werk. Een mooi zwart jurkje was mijn *lifesaver*. En Leco natuurlijk. Een publiek persoon zijn vond ik toen soms moeilijk. Als ik op straat liep, was ik bang dat iedereen dacht: wat ziet die eruit. Ik dwong mezelf elke dag om me toch op te maken en mijn haar leuk te doen.
**Leco** Dat is belangrijk, denk ik: blijf er wat aan doen. Doe wat mascara op en smeer een vetje op je lippen. Ga met een hele grote kwast met bronzingpoeder over je gezicht of smeer een lekkere zelfbruiner op. Je wilt niet ook nog eens met een flets koppie geconfronteerd worden in de spiegel.
**Caroline** Juist als je je rot voelt, moet je jezelf goed verzorgen. Ook al moet je soms héél lang zoeken in de kledingkast omdat niets je meer past, zoek door en trek die ene outfit aan die je staat en lekker zit. Ik ging zelf niet zonder mascara de deur uit. Geef aandacht aan jezelf, anders bevestig je die stomme gedachte dat het geen zin heeft en beland je in een neerwaartse spiraal. Geloven in jezelf helpt.
**Leco** Weet je wat het is? Het speelt zich vooral af in je hoofd, maar de buitenkant is heel belangrijk. Als je het toch op de een of andere manier op kunt brengen om een kam door je haar te halen en wat parfum op te deppen, zul je zien dat je je al veel beter voelt. Doe een beetje moeite.
**Caroline** En dat moeite doen gaat helemaal niet om jonger lijken. Vrouwen die jonger proberen te lijken dan ze zijn, zijn vaak juist onaantrekkelijk. Wees de beste versie van jezelf. Of, zoals zangeres Gwen Stefani zegt: *'You're not getting older. You're becoming more entitled to be your fabulous self.'* (Je wordt niet ouder. Je krijgt meer recht om je geweldige zelf te zijn.)

## OVERGANGSKILO'S

Sinds ik die documentaire over de overgang maakte, krijg ik via Instagram ontzettend veel dm's van vrouwen en ze gaan vaak over gewicht. Veel vrouwen schrijven me dat ze het zo gek vinden dat ze aankomen. *Ik doe niks anders dan voorheen.* Nee, dat klopt, maar dat is de overgang. Je doet alles hetzelfde en dat is niet genoeg meer.

Televisiekok Nadia Zerouali (47) ondervindt dat aan den lijve: 'Ik ben eraan gewend dat ik heupen heb, maar een buikje heb ik nooit gehad, zelfs niet na mijn zwangerschap. Nu zit er opeens extra vet op mijn buik en gezicht.

'JE DOET ALLES HETZELFDE, MAAR DAT IS NIET GENOEG MEER'

CAROLINE

Terwijl ik niks raars heb gedaan en normaal veel kan eten zonder aan te komen. Het vet komt erbij op gekke plekken, op mijn benen ook. Die pafferigheid past niet bij mij, het voelt niet lekker. Maar ik weet waar het vandaan komt, de overgang, en dat ik er niks aan kan doen. Ik laat die extra kilo's lekker even gaan.'

Zal ik beginnen met het goede nieuws? Het is niet jouw schuld dat je opeens een buik krijgt. Het komt niet doordat je een lapzwans bent geworden. Het komt doordat je stofwisseling verandert door de afname van hormonen. Je lichaam verbrandt voedingsstoffen anders en trager, dus je hebt minder calorieën nodig. Een weekendje borrelen en snacken zoals vroeger en dat makkelijk compenseren met een uurtje sporten? Lukt niet meer.

Ook neemt door de daling van oestrogeen je spiermassa af, daar komen die kipfilets aan de armen van oudere vrouwen vandaan. Je blijft hetzelfde eten en beweegt net zo veel of weinig, en toch vliegen de kilo's eraan.

Doordat je hormoonhuishouding verandert verdwijnt ook je taille en krijg je buikvet. Je benen worden dunner en je buik dikker. Flauw gezegd: vrouwen worden qua figuur soms een appel in plaats van een peer. Gemiddeld kom je twee tot vier kilo aan door de overgang (en ik vijftien, zucht). Het slechte slapen dat vaak met de overgang gepaard gaat, helpt niet. Door slaapgebrek raken namelijk de hormonen die voor verzadiging en eetlust zorgen uit balans. Dat kan ervoor zorgen dat je door blijft eten. Bovendien geeft slecht slapen stress, wat bij sommige vrouwen weer de neiging tot 'troosteten' geeft. Vervolgens kom je aan en voel je je dáár weer rot over. Een vicieuze cirkel is geboren. Maar wanhoop niet, ook dit komt goed!

Volgens mijn personal trainer Joost van der Veen kun je het overwinnen, al begrijpt hij dat het soms een worsteling is: 'De overgang is niet niets, je stelt je niet aan. En het heeft nou eenmaal invloed op je lichaam. Zo gaat het vet op andere plekken zitten en komt het er makkelijker aan. Maar twintig kilo erbij, dat hoeft echt niet. Ja, als je je eraan overgeeft en denkt dat er toch niets aan te doen is, dan gaat het hard. Maar neem van mij aan: je hebt wel controle. Je ziet misschien zelf niet welke gewoontes erin geslopen zijn waar je nu – door de overgang – niet meer mee wegkomt. Maar als je dat wel gaat zien en daar iets aan verandert komt het goed.'

Voor ik samen met Joost vertel wat die gewoontes zijn en hoe je ervoor zorgt dat je in vorm blijft (of er weer in komt), is het misschien goed om aan te geven waarom het zo belangrijk is om je conditie op peil te houden. Dit hoofdstuk heet dan wel 'Spiegeltje spiegeltje', maar het werken aan je lijf gaat natuurlijk veel verder dan hoe je eruitziet. Je gewicht en je spierkracht goed houden, dat is niet alleen verstandig vanwege je uiterlijk, het is vooral aan te raden voor je gezondheid. Als je je spieren traint, helpt dat te voorkomen dat je op latere leeftijd botontkalking krijgt. En hoe beter je conditie, hoe gezonder je bent en hoe gezonder je hart is. Dat heeft weer invloed op zo veel dingen, ook op je brein en bijvoorbeeld die vervelende brainfog die je in de overgang kunt krijgen. Kortom: je wordt gewoon veel fijner oud als je fit bent.

## ANDERS ETEN

Je lichaam op gewicht en in conditie houden is dus belangrijk. Maar hoe doe je dat als de hormonen je zo tegenwerken?

Het belangrijkste is voedsel. Ja ja, ik weet het: je doet niets anders, je eet precies zoals je je hele leven al eet. Maar dat is nou net het probleem. Je moet precies niet meer doen zoals je het altijd deed, je lichaam heeft nu iets anders nodig. Opnieuw: doordat je minder oestrogeen hebt, is je stofwisseling trager en dus heb je minder calorieën nodig dan voorheen. Het is zaak dat je je voeding aanpast. Daarnaast is het goed als je aan je spiermassa werkt. Dat doe je door te trainen. En niet zomaar trainen: het werkt alleen als je je grenzen verlegt, dus als

'UITEINDELIJK IS HET DE BEDOELING DAT JE NIET LIJNT, MAAR EEN MANIER VAN ETEN VINDT DIE JE KUNT VOLHOUDEN'

CAROLINE

je je écht moet inspannen. Denk je nu *help*? Geen zorgen, ik ga je samen met deskundigen vertellen hoe je dat aanpakt.

Eerst de voeding. Die vijftien kilo die er bij mij af moesten, dat heb ik met een zwaar dieet gedaan. Onder begeleiding. Als jij dat ook wilt, denk dan alsjeblieft goed na over de timing. Keihard aan de slag met je gewicht als je je slecht voelt, dat gaat niet werken. Toen ik eenmaal wist dat ik in de overgang zat, ben ik meteen gaan opletten met eten, om de schade te beperken. Maar het echte lijnen heb ik pas gedaan toen ik me beter voelde. Nu ben ik al jaren niet meer op dieet en toch ben ik niet te zwaar. Uiteindelijk is het de bedoeling dat je niet lijnt, maar een manier van eten vindt die je kunt volhouden.

Volgens Joost draait het allemaal om de *habits*, de gewoontes. Je moet ervoor zorgen dat je andere gewoontes krijgt, zegt Joost: 'Alleen als het een gewoonte wordt, kun je het volhouden en een gezond gewicht hebben zonder dat je er enorm veel moeite voor moet doen. Ga niet op dieet, ga gewoon anders eten. Dat is echt niet zo'n grote opoffering als je misschien vreest. Als je 90 procent van de tijd netjes eet, mag je 10 procent zondigen met junkfood of snoep. Voor mijn part eet je elke avond ijs. Geniet ervan, het kan, als het maar 10 procent van je eetpatroon is. Dankzij die 10 procent zondigen kun je 90 procent van de tijd goed eten veel makkelijker volhouden.

Een andere habit die je jezelf bijvoorbeeld kunt aanleren is om bij een maaltijd altijd te stoppen met eten als je je bijna vol voelt, maar nog niet helemaal. Of dat je altijd maximaal drie maaltijden eet op een dag en geen snacks neemt tussendoor. Onbewerkte producten zijn beter, dus geen pakjes en zakjes. Koop echte boter, geen margarine. Eet bewust, dus niet voor de televisie waar het ongemerkt naar binnen gaat. Zet drie keer per dag een uitgebalanceerd bord eten op tafel, wat minstens voor de helft uit groenten en fruit bestaat en je zult zien dat je een mooi gewicht krijgt.'

## EIWIT IS ALLES

Ik ga hier geen menuutjes en recepten neerzetten, want dat heeft geen zin. Wat voor mij werkt, werkt immers niet voor iedereen. Waar het om gaat is dat het bij jou past. Het gaat erom dat jij een voedingspatroon vindt dat je niet het gevoel geeft dat je aan het lijnen (en lijden) bent, alleen dan houd je het vol. Die vijftien kilo die ik in het helse jaar van mijn overgang aankwam ben ik allang kwijt en nu eet ik alles wat ik wil. Maar wel met mate. Je moet het doen voor de rest van je leven. Dus niet even een dieet en dan weer terug naar hoe je eerst at. Het moet je nieuwe normaal worden. Mijn normaal is misschien niet jouw beste normaal, dus daarom in dit boek geen recepten, wel tips van Joost: 'Om de aanmaak van spiermassa te stimuleren – en dat heb je heel hard nodig als je ouder wordt – is eiwit belangrijk. Het is bovendien een bouwstof voor de hersenen.

Mensen die ouder worden gaan vaak minder ei-wit eten en kwijnen dan een beetje weg. Eiwitten helpen ook om af te vallen omdat ze verzadigen en ervoor zorgen dat je langer vol zit. Zorg dat je dat eiwit binnenkrijgt! Het zit vooral in alles wat vliegt, zwemt en rent: vlees en vis dus. En ook in de eieren en zuivel die dieren produceren. Plantaardige eiwitten zitten bijvoorbeeld in noten en granen, peulvruchten, vleesvervangers, tofu en tempeh. Met je gewicht kun je uitrekenen hoeveel eiwit je per dag nodig hebt. Als je een dagje ouder wordt, is het het advies om minstens 1 gram eiwit per kilogram lichaamsgewicht per dag binnen te krijgen. Op basis van de experts en de nieuwste inzichten, zou ik eerder 1,6 gram per kilo aanraden. Als je zeventig kilo weegt is dat meer dan honderd gram. In een ei zit maar 13 gram eiwit, dus je kunt wel nagaan dat het best een uitdaging is om al die eiwitten binnen te krijgen. Maar als dat lukt, dan gaat het daarna vanzelf. Dat is de beloning. Want eiwit is alles.'

Wat Joost zegt klinkt misschien *too good to be true*, maar ik kan het beamen. Die combinatie van voldoende eiwitten en een nieuwe manier van eten tot een gewoonte maken, dat is de truc. Streef bij het eten permanent naar de energie die je nodig hebt en niet meer. Daarna is het echt simpel om op gewicht te blijven, ik ben al jaren niet meer op dieet en ik mis niks.

## TIPS VAN CAROLINES TRAINER JOOST

### WAAR ZIT (HOEVEEL) EIWIT IN?

*(Hoeveelheid eiwit per 100 gram)*

| VLEES | |
|---|---|
| Rosbief | 28 gram |
| Biefstuk | 25 gram |
| Kipfilet | 23 gram |
| Varkenshaas | 23 gram |

| NOTEN EN ZADEN | |
|---|---|
| Hennepzaad | 37 gram |
| Pompoenpitten | 25 gram |
| Pistachenoten | 20 gram |
| Lijnzaad | 20 gram |

| VIS | |
|---|---|
| Tonijn | 25 gram |
| Gerookte zalm | 25 gram |
| Tong | 23 gram |

| VLEESVERVANGERS | |
|---|---|
| Vegetarisch gehakt | 18 gram |
| Vegetarische hamburger | 16 gram |
| Vegetarische kipblokjes | 14 gram |

| ZUIVEL | |
|---|---|
| Eieren | 13 gram |
| Hüttenkäse | 12 gram |
| Skyr | 11 gram |
| Magere kwark | 9 gram |

| BONEN | |
|---|---|
| Sojabonen | 22 gram |
| Tempeh | 12 gram |
| Tofu | 12 gram |
| Linzen | 10 gram |
| Zwarte bonen | 9 gram |

| VOEDINGSSUPPLEMENTEN EN SNACKS | |
|---|---|
| Wei-eiwitisolaat | 95 gram |
| Eiwitreep | 15-25 gram |

## LET OP DE VERHOUDING

Als je eiwitrijke voedingsmiddelen met elkaar vergelijkt, is het heel belangrijk om te kijken naar de verhouding tussen het aantal grammen eiwit en het totaal aantal calorieën. Om aan 30 gram eiwit te komen kun je bijvoorbeeld kiezen uit:

- 130 gram kipfilet, 139 kcal
- 230 gram quinoa, 788 kcal
- 665 gram bonen, 500 kcal
- 215 gram pasta, 430 kcal

Qua voedingspatroon moet je ervoor zorgen dat je het benodigde aantal grammen eiwit binnenkrijgt en de rest van je energiebehoefte aanvult met koolhydraten en vetten naar behoefte zonder dat je over je energiebehoefte heen gaat. Je lichaamsgewicht is immers afhankelijk van je energiebalans. Ga je eroverheen, dan kom je aan, ongeacht de verhouding tussen eiwitten, koolhydraten en vetten.

## VOORBEELDEN VAN EIWITRIJKE MAALTIJDEN

30 gram eiwitten per eetmoment haal je bijvoorbeeld met:

- 140 gram kipfilet, mager vlees en groenten
- 100 gram kipfilet, vis of mager vlees en 100 gram bonen en groenten
- 120 gram kipfilet, vis of mager vlees en 100 gram volkoren granen en groenten
- 100 gram vleesvervanger en 100 gram bonen en groenten
- 2 eieren en 50 gram kipfilet, vis of mager vlees
- 2 rijstwafels met 4 plakjes kipfilet en 100 gram hüttenkäse
- 300 gram magere kwark
- 30 gram eiwitpoeder in 30 gram havermout

## EIWITRIJKE TUSSENDOORTJES

- 100 gram hüttenkäse met zout en peper, wortels, komkommer en selderij om mee te dippen (14 gram eiwit, 120 kcal)
- 4 opgerolde plakjes kipfilet, gevuld met 4 eetlepels hüttenkäse, zout en peper (21 gram eiwit, 130 kcal)
- 2 gekookte eieren met peper en zout (13 gram eiwit, 150 kcal)
- 100 gram gerookte kipfilet (23 gram eiwit, 120 kcal)
- 125 gram edamameboontjes (13 gram eiwit, 140 kcal)
- 200 gram magere kwark met een eetlepel pompoenpitten en een snufje kaneel (20 gram eiwit, 150 kcal)

- 2 grote slabladeren, 50 gram gerookte zalm (11 gram eiwit, 105 kcal), 2 eetlepels magere kwark (8 gram eiwit, 25 kcal)
- Eiwitreep low carb en low fat (20 gram eiwit, 160 kcal)

Goede gratis voedingstrackers (meten is weten!) zijn MyFitnessPal en Food.

## BLIJVEN BEWEGEN

Naast goede voeding is bewegen ook heel belangrijk om in en na de overgang op gewicht, sterk en gezond te blijven. Ik ben altijd blijven sporten, ook toen ik me ontzettend rot voelde. Tuurlijk had ik veel moeite om het op te brengen, maar ik ging wel. Als Joost – die al achttien jaar mijn personal trainer is – me binnen zag komen, wist hij hoe laat het was. Dan zag hij mijn dikke ogen van het slaapgebrek of het huilen. En ik zag aan zijn gezicht hoe erg ik eraan toe was, hij was een soort spiegel. Ik ging, maar had vaak de kracht niet om flink te trainen. Ik denk dat ik in die donkere periode maar op 10 procent van mijn normale niveau sportte. Het was beter dan niets.

Joost: 'We zijn altijd doorgegaan, ook al kon niet alles. Dat hoort ook bij mijn vak: ik pas de work-out aan aan hoe Caroline zich voelt. Voel je je wat minder, doe je het iets rustiger aan. Het belangrijkste is dat je niet niks doet. Je kunt altijd wel íéts doen, zoals wat stretchen of een wandelingetje maken. Doe wat je aankunt. Als je amper slaapt, kun je nu eenmaal niet zoveel geven als wanneer je de hele nacht heerlijk in dromenland was. Een van de eerste dingen die ik aan Caroline vraag, is ook vaak: "Hoe heb je geslapen?" Als je moe bent, is alles zwaarder. Als ze amper geslapen heeft, pas ik de oefeningen daarop aan.'

Dus hoe lastig het ook is, doe toch íéts aan beweging. Al is het de hond uitlaten of de trap nemen in plaats van de lift. Al ga je maar een halfuurtje naar de sportschool. Iets van beweging blijven doen is stap 1. En dan, als je je wat beter voelt, komt wat mij betreft pas stap 2: de grote inhaalslag, dus die kilo's eraf en echt gezonder worden.

Pas maanden later, toen ik me mentaal beter voelde dankzij hormoontherapie (waarover meer in het hoofdstuk 'Hulptroepen') had ik zelf de energie om wat aan mijn lijf te doen. Als je je rot voelt, is het heel lastig om de strijd tegen de kilo's aan te gaan. Toen ik me wat beter voelde, ben ik heel streng gaan diëten en sporten om weer op mijn oude gewicht te komen. Als je niet goed in je vel zit en slechte nachten hebt, is dat niet te doen. *First things first*: eerst de scherpe randjes van de overgang af, eerst mentaal weer oké zijn en dan extra aan de bak op fysiek gebied. En probeer in de tussentijd wel íéts aan beweging te blijven doen.

Joost: 'Voordat je in de overgang komt, werken je hormonen in je voordeel. Maar erna werken ze in je nadeel en moet je daar dus wat tegenover stellen, namelijk gezonde voeding en bewegen, vooral beweging die je spieren sterk houdt. Maar lopen helpt ook al. Uit onderzoek blijkt dat mensen die achtduizend stappen per dag zetten 50 procent minder kans op voortijdig overlijden hebben dan mensen die er vierduizend zetten. Nog los van het feit dat lopen stressverlagend is. Dus kijk naar die stappenteller in je telefoon. Maar als je echt fit wilt worden, moet je zorgen dat je iets doet waarbij je een beetje buiten adem raakt. Je hebt daar geen personal trainer voor nodig. Vraag bijvoorbeeld hulp bij de sportschool, laat ze een schema voor je maken. Je repareert toch ook je eigen auto niet? Laat iemand die er verstand van heeft een rondje door de fitness bedenken dat jou uitdaagt. Zeg dat je in de overgang bent en dat je je spiermassa wilt vergroten. En doe dan dus niet elke dag hetzelfde rondje, het moet een beetje pittig zijn en steeds iets zwaarder. Net als anders eten, moet ook dit een habit, een gewoonte, worden. Sporten moet als tandenpoetsen zijn: je doet het gewoon. Al was dat nooit zo, beslis dat het van nu af aan wel zo gaat zijn. Je hebt het nodig. Een oudere auto heeft ook meer onderhoud nodig dan een nieuwe.'

Ik hoor je nu denken: ik heb geen personal trainer zoals jij. En misschien past een abonnement op de sportschool helemaal niet in je budget. Ik zal de laatste zijn om te beweren dat het dan makkelijk is. Het is niet makkelijk, maar het kan wel. Thuis kun je ook oefeningen doen. Van met water gevulde flessen kun je gewichten maken. Met je eigen gewicht kun je je spieren trainen. Op YouTube zijn allerlei work-outs voor thuis te vinden. En ik richt me ook even tot jou, 'ik haat sport'-vrouw, ik hoor je zuchten. Ik hoor je denken: hier heb ik echt geen zin in. Maar ik gun het je zo. Het gaat je wat brengen. Uiteindelijk kost het je geen energie, maar geeft het je veel energie. Nu is hét moment. Die stomme hormonen maken dat je iets moet doen om ze te compenseren. Dus gun het jezelf, het levert je zoveel op.

## SPIEREN SPIEREN SPIEREN

Eén ding is ontzettend belangrijk als we het hebben over je lijf, sporten en de overgang: spiermassa. Het woord spieren is al een paar keer gevallen en dat is niet voor niks. Aan de bak met je lichaam doe je niet alleen om die kilo's kwijt te raken, maar juist ook om gezond te blijven, en daarvoor moet je als je ouder wordt je spiermassa zien te behouden.

Gynaecoloog Dorenda van Dijken benadrukt hoeveel impact spierkracht heeft: 'Zonder spierkracht ben je breekbaarder. De Britten hebben daar een mooi woord voor, vind ik: *frailty*. Spieren houden je botten sterk. Zijn je spieren slapper, dan val je sneller en ben je kwetsbaarder. Bovendien: als je minder spiermassa hebt, beweeg je minder omdat dat zwaar is en zit je meer. Daardoor ben je vatbaarder voor infecties en krijg je bijvoorbeeld eerder longontsteking of overgewicht. Spiermassa is ook van belang voor je immuunsysteem, je weerstand en voor de doorbloeding van je organen, inclusief je hersenen. Alles is dus met elkaar verbonden.'

Trainer Joost: 'Het grote verschil tussen jonge en oude mensen? De spiermassa. Zwakke spieren maken bewegen zwaarder en zijn slecht voor je botten. Je verzwakt gewoon. Houd je je spiermassa op peil, dan ben je gezonder. Een gebrek aan spiermassa is nog erger dan te zwaar zijn. En bovendien: als je genoeg spiermassa hebt, is het makkelijker om op gewicht te blijven.'

Hoe je die spieren traint? Meer spiermassa krijg je niet met tennis, zwemmen of yoga, je moet er echt krachttraining voor doen. Joost: 'Je spieren train je door er kracht op te zetten. Bijvoorbeeld met een kettlebell, dat is zo'n ding dat eruitziet als een kogel met een handvat eraan, vaak van gietijzer. Je hebt ze in verschillende gewichten. Je kunt ook een elastiek gebruiken. Bewegingen herhaal je tot je bijna niet meer kunt. Dat laatste is belangrijk, je moet jezelf uitdagen. Als je je spieren wilt laten groeien moet je voldoende intensief trainen, de grens opzoeken en steeds wat zwaarder gaan.'

Je spieren trainen is echt essentieel. Ja sorry, ik ga er nog even op door, al ben je het misschien al zat. Net als met die hormonen ontkomen we er niet aan om het uitgebreid over de spieren te hebben. Je lijf in conditie houden in en na de overgang draait allemaal om de spieren. Je wordt gewoon veel fijner oud als je je spieren bijhoudt en met twee keer per week krachttraining kom je een heel eind. Aan je spiermassa werken is niet alleen nodig om gezond door de overgang heen te komen, maar vooral essentieel voor later. Wil je als je écht oud bent nog goed ter been zijn? Begin dan zo vroeg mogelijk met je spieren boosten.

# TIPS VAN CAROLINES TRAINER JOOST

## TRAININGSSCHEMA VOOR THUIS ZONDER TRAININGSMIDDELEN

Het is handig om de oefeningen even te googelen en op de afbeeldingen te klikken. Je ziet dan wat de bedoeling is.

### Hip thrust/glute bridge

Ga op je rug liggen met je knieën negentig graden gebogen, je armen gestrekt naast je lichaam. Zet je voeten op heupbreedte plat op de grond of steun op je hielen. Span je buikspieren en billen aan zodat je onderrug contact maakt met de grond. Druk je voeten/hielen in de grond waardoor je heup maximaal gestrekt wordt. Houd de bovenste positie twee tellen vast, span je billen extra hard aan en zak dan weer terug. Verzwaren doe je door de oefening met één been uit te voeren, houd je andere been gebogen in de lucht.

## Plank

Ga liggen op je buik met je benen gestrekt en je tenen naar je toe getrokken. Plaats je ellebogen direct onder je schouders en steun op je onderarmen. Houd je nek neutraal door je enkels, heupen en oren in een lijn te houden (kijk tussen je onderarmen door naar de grond). Span je bovenbenen, billen en buikspieren aan en kom omhoog tot een rechte lijn, druk actief de onderarmen in de grond (schouderbladen uit elkaar) en houd die positie vast. Verzwaren doe je door afwisselend één been iets op te tillen en even vast te houden.

## Side plank

Ga op je zij liggen in een rechte lijn met je heupen en schouders boven elkaar. Houd je benen gestrekt en op elkaar, plaats je elleboog van je onderste arm onder je schouder op de grond en strek de andere arm naar het plafond. Druk je voeten en onderarm in de grond en kom omhoog tot een rechte lijn/plank en houd die positie vast. Verzwaren doe je door het bovenste been op te tillen of op en neer te bewegen.

## Wall sit

Ga met je achterhoofd, rug en heup tegen de muur zitten, met je voeten onder je knieën op heupbreedte. Houd je bovenbenen evenwijdig met de grond, je knieën negentig graden gebogen. Houd deze positie vast. Verzwaren doe je door afwisselend één voet van de grond te tillen, zonder je heup te laten zakken aan die zijde of je knie van het standbeen naar binnen te laten gaan.

## Squat

Sta met je voeten op heup- tot schouderbreedte apart, gewicht op je hele voet houden. Houd je armen gestrekt naar voren op schouderhoogte. Zak zo diep mogelijk met je heupen naar de grond, houd hierbij je voeten volledig op de grond, je knieën in lijn met je voeten en je rug recht (borst omhoog). Stel je voor dat je bijna op een stoel gaat zitten en weer omhoogkomt. Verzwaren doe je door het tempo te vertragen, bijvoorbeeld vier tellen omlaag, vier tellen vasthouden en vier tellen omhoog.

### Split squat

Ga in de schuttershouding zitten met je achterste knie op de grond en met de voorste en achterste knie in een rechte hoek. Voorste voet plat op de grond en de achterste voet met de hiel omhooghouden. Voeten op heupbreedte plaatsen in verband met de balans. Plaats je handen in je nek. Beweeg op en neer met je bovenlichaam rechtop, zonder dat je voorste knie van de plaats komt, zak tot je achterste knie bijna de grond aantikt. Verzwaren doe je door de oefening langzamer uit te voeren, bijvoorbeeld de zwaarste positie 5 tellen vasthouden bij elke herhaling.

Je kunt al deze oefeningen twee tot vier keer per week doen, maak één tot drie series per training. Ga met een serie door tot je qua inspanning voor je gevoel op 7 tot 8 op een schaal van 10 zit. Als de serie tussen de acht en de twintig herhalingen blijft of twintig tot zestig seconden vol te houden is om tot een inspanningsgraad van 7 tot 8 te komen, is de oefening nog effectief. Als je het vaker of langer vol kunt houden, moet je een zwaardere variant kiezen. Pauzeer tussen de series tussen de dertig en negentig seconden. Je kunt oefeningen ook per serie afwisselen en er een circuitje van maken om het tempo hoog te houden. Goede gratis trainingsapps zijn *Nike Training Club* en *7 Minute Workout.*

## HET HOUDT NIET OP

Niet alleen je gewicht, ook **je huid en je haar** hebben te lijden onder de overgang. Als je ouder wordt, krijg je nou eenmaal rimpels, dat hoort erbij, maar de overgang helpt niet mee. Door een afname van het hormoon oestrogeen heb je minder collageen en laat dat nou net het spul zijn dat je huid stevig en soepel houdt.[7]

---

7 Dorenda van Dijken en Janneke Wittekoek, *Hart & hormonen. Fit de overgang in*, 2020, Uitgeverij Lucht

Niet alleen wordt je huid slapper, hij wordt ook dunner en droger. Je gezicht kan wat meer ingevallen worden. De hormoonschommelingen kunnen voor puistjes zorgen en voor pigmentvlekken (die sowieso al meer verschijnen als je ouder wordt).

Wat ook bij ouder worden én de overgang hoort is dat je haar vaak dunner wordt. In mijn geval zorgden de hormoonschommelingen zelfs voor inhammen. Dat kwam gelukkig weer goed, maar het kan ook zijn dat je haar nooit meer wordt zoals het was. Ga altijd naar de huisarts als je veel haar verliest, want het hoeft niet door de overgang te komen. De boosdoener kan bijvoorbeeld ook een schildklieraandoening zijn.

Hoe je je huid en haar zo goed mogelijk door de overgang helpt? Leco zegt dat het ook hierbij essentieel is dat je iets anders gaat doen dan voorheen. Net

'JE MÁG ER ANDERS UITZIEN DAN IN DE EERSTE HELFT VAN JE LEVEN, HET ZOU GEK ZIJN ALS JE NIET VERANDERDE'

CAROLINE

zoals bij eten en bewegen. Leco: 'Je haar wordt gewoon sleets als je ouder wordt. De punten worden wat rafelig, ook al verzorg je het net zo als altijd. Het is dus tijd voor andere producten, shampoo en conditioner die het haar vullen. Vraag advies aan je kapper, want ook voor haar bestaat een soort botox.

Voor je huid geldt net zo goed dat je wat anders moet gaan doen dan je altijd deed. Rijkere crèmes zijn nodig om je huid hetzelfde te laten voelen als eerst. Vraag advies in de parfumeriewinkel bij jou om de hoek. Je make-up mag ook een update krijgen.

Als je richting de vijftig gaat is het hoog tijd voor een nieuw beautyregime. Als jij altijd maar blijft doen wat je sinds de middelbare school al doet, komt het niet goed. Een veelgemaakte fout is een leven lang vasthouden aan de haarkleur die je had toen je zestien was. Je huid wordt grauwer, je poriën worden vaak grover, het is tijd om meer kleur toe te voegen en je huid op te peppen. Durf dus ook kritisch in de spiegel te kijken en je af te vragen: past deze look nog wel bij mij? Schud het op!

Verder geloof ik heel erg in bindweefselmassages, die geven je huid even goed op z'n donder. Zo'n massage kun je ook zelf met een tutorial van YouTube doen. Het is ontzettend goed voor de bloedcirculatie en als de huid in je gezicht goed doorbloed is, heb je een veel mooiere *glow*.'

Er bestaat helaas geen toverstaf om veroudering weg te toveren, ouder worden mag ook gewoon, hè? Gezond eten, flink smeren met zonnebrandcrème en voldoende rust helpen allemaal om er toch goed uit te blijven zien.

Naast gewicht, huid en haar is er nog meer aan je uiterlijk dat kan veranderen tijdens de overgang. Zo kan minder oestrogeen voor **ongewenste haargroei** zorgen op je bovenlip en kin, en op andere delen van je lichaam. Je **borsten** kunnen van vorm veranderen. Hormonen hebben invloed op het borstweefsel. Je borsten kunnen slapper worden en meer gaan hangen. Een vervelend symptoom is pijn aan je borsten door de schommelende hormonen. Ze kunnen ook anders gaan voelen. Een ander bekend symptoom van de overgang is dat je **broze nagels** krijgt. Ze breken sneller.

Verder kan de overgang invloed hebben op **je mond**. De hormoonveranderingen beïnvloeden de bloedtoevoer naar je tandvlees en mondslijmvlies. Dus je kunt meer last van je tandvlees krijgen. Vraag je tandarts en mondhygiënist om advies. Verder kunnen je mond en tong droog voelen, en je kunt een bittere smaak krijgen.

Eerder noemde ik al **vocht vasthouden**. Dat het oestrogeen afneemt kan zorgen voor vochtophoping. Als je lichaam vocht vasthoudt, gaat dat in het laagste punt zitten. Het gevolg: opgezwollen voeten en enkels. Of 's ochtends dikke ogen en handen. Maar vochtophoping kan ook andere oorzaken hebben, bijvoorbeeld medicijngebruik, hoge bloeddruk of een schildklierstoornis. Dus laat het zeker even checken bij de huisarts. Ook al klinkt het tegenstrijdig: goed drinken (water!) helpt tegen vocht vasthouden.[8] Door de overgang kan je **stem veranderen**. Weer is dat hormoon oestrogeen de oorzaak. Minder oestrogeen betekent minder collageen en dat kan invloed hebben op je stembanden. Hoge tonen kunnen lastiger worden, je stem kan minder krachtig worden en eerder vermoeid zijn.[9]

## BLIJF ZORGEN VOOR JEZELF

Ik weet het: het is allemaal niet om vrolijk van te worden, deze opsomming van de impact die de overgang op je uiterlijk kan hebben. Maar weet je? Des te meer reden om goed voor jezelf te zorgen. Ik maak er een OOM van (**Overgang Omdenk Moment**). Soms kan een verandering die uit nood geboren wordt ook voordelen hebben. Zoals dat je eindelijk wél de tijd gaat nemen om gezonder te eten en wat meer te bewegen, waarna je zult merken dat je je daar beter door voelt.

Leco is een groot voorstander van jezelf verwennen: 'Uitstraling zit niet in een potje, het gaat om hoe je je voelt. Zorg dat je weer gaat stralen. Al duurt het maar een kwartier, pak het moment. Het is gewoon leuk. Voel je je niet meer aantrekkelijk? Doorbreek die negatieve flow, zet jezelf desnoods onder de koude douche om eruit te *snappen* en maak er wat van. Je weet toch wat ze altijd in de reclames zeggen? "Omdat je het waard bent".'

En ik kan het niet vaak genoeg zeggen: dof jezelf elke dag een beetje op. Kam je haar voor je de deur uit gaat. De basics doen al wonderen. Volgens Leco zijn dat:

---

8 Dorenda van Dijken en Janneke Wittekoek, *Hart & hormonen. Fit de overgang in*, 2020, Uitgeverij Lucht

9 Dorenda van Dijken en Janneke Wittekoek, *Hart & hormonen. Fit de overgang in*, 2020, Uitgeverij Lucht.

- wat bronzingpoeder of zelfbruiner
- lekker dik mascara
- en een lipgloss.

Je zult zien dat je je dan al zo veel beter voelt dan wanneer je alleen die bril opzet, een capuchon over je hoofd trekt en hoopt dat je geen bekenden tegenkomt. Het is een fijne vicieuze cirkel: doordat je lekker in je vel zit, zie je er ook weer beter uit en voel je je nog beter. Ik geloof er zelf heel erg in om altijd verzorgd de deur uit te gaan. Als kind al mocht ik van mijn moeder nooit naar buiten met ongepoetste schoenen of ongekamde haren. 'Wat ertussenin zit, maakt niet zoveel uit,' vond mijn moeder. Leco: 'Er zijn geen lelijke vrouwen, wel luie vrouwen. Die heb ik gejat van cosmetica-magnaat Helena Rubinstein.'

## ACCEPTATIE

Wat misschien wel het belangrijkste is aan 'zorgen voor jezelf' is dat je jezelf accepteert. Ja, je gaat er ouder uitzien als je ouder wordt (*duh*): nou en? Waarom zou je alleen waardevol zijn als je slank bent of geen rimpels hebt? Wat een onzin. Je mág er anders uitzien dan in de eerste helft van je leven, het zou gek zijn als je niet veranderde. Omarm het! Voor vrouwen heerst helaas een heel andere moraal dan voor mannen op het gebied van uiterlijk. Het lijkt wel alsof van ons verwacht wordt dat we altijd maar aantrekkelijk blijven, op een soort magische manier niet verouderen. Nou, dat kan dus niet. En het is een onredelijke en ongezonde verwachting. Door veroudering verandert je uiterlijk nu eenmaal. Maar ben je daarom afgeschreven? Nee! Misschien heerst er een moraal waarbij een vrouw niet meer interessant is als ze niet meer jong is, maar die moraal deugt niet. Je wordt alleen maar boeiender naarmate je ouder wordt. Je mag er zijn en je mag gezien worden, mét rimpels en grijze haren.

'JUIST
ALS JE
JE ROT
VOELT,
MOET JE
JEZELF
GOED
VERZORGEN.'

CAROLINE

# OM TE ONTHOUDEN

1. De overgang heeft op allerlei manieren invloed op je uiterlijk en gezondheid.

2. Veel vrouwen worden zwaarder. Dat komt doordat de hormonen je stofwisseling vertragen. Je kunt waarschijnlijk niet meer hetzelfde eten als vroeger en toch op gewicht blijven.

3. Het is belangrijk dat je anders gaat eten en daar een gewoonte van maakt. Niemand houdt lijnen eeuwig vol. Vooral voldoende eiwitten binnenkrijgen is essentieel in de overgang en als je ouder wordt.

4. Blijf bewegen, hoe rot je je ook voelt. Verder is het van het grootste belang om je spiermassa op peil te houden. Dat doe je vooral door krachttraining.

5. De overgang beïnvloedt je huid en je haar. Blijf niet hangen in het beautyregime dat je al je hele leven volgt. Je hebt nu wat anders nodig.

6. Wanhoop niet, het komt goed. Zorg voor jezelf, je bent het waard. En vooral: je móg er ouder en anders uitzien. Je waarde hangt niet af van je uiterlijk of hoe oud je bent.

# 4

# WIE IS ZIJ?

ZO IS HET VOOR JE OMGEVING

# Caroline, haar man Ernst-Jan en haar dochter Charlotte

**Caroline** Voor mijn dierbaren is mijn overgang zeer pittig geweest. Ze hadden opeens een heel andere vrouw en moeder. Ik heb dagen gehad dat ik opstond en het zo slecht ging dat mijn man Ernst-Jan naar huis kwam van zijn werk. Ik kon niet alleen zijn, want dan huilde ik alleen maar.
**Ernst-Jan** Van de ene op de andere dag leek het alsof de lucht in huis zwaar was en steeds zwaarder werd. Caroline was niet blij. Ik dacht eerst dat het misschien onzekerheid was, dat ze piekerde over haar werk. Maar dat was het niet. Deze somberheid paste niet bij haar. Ik had haar een paar jaar daarvoor ontmoet tijdens een mountainbiketocht door de woestijn van Namibië. Ik was daar via een klant van mijn reclamebedrijf, Caroline als ambassadeur voor Orange Babies, een stichting die zwangere vrouwen en baby's met hiv in Afrika helpt. Steeds vaker gingen we naast elkaar fietsen en we zochten elkaar op bij het diner. We zaten enorm lange bustochten naast elkaar en konden over van alles praten, het gesprek liep vanzelf. Het was prettig en vertrouwd. Caroline was een en al energie. En nu, amper vier jaar later, zat ze aan de bank vastgeplakt. Als ik 's ochtends naar mijn werk vertrok, zag Caroline al op tegen de dag die voor haar lag. Dus belde ik haar later altijd op, of het wel ging. Ging het niet, dan reed ik naar huis om even een wandelingetje met haar te maken. Maar het liefst wilde ze de hele dag in bed blijven of zelfs onder de grond wegkruipen. Ze was een wolk van ellende.
**Caroline** Als Ernst weg moest, ging ik naar mijn dochter Charlotte. Ik had

haar echt nodig. Dat is de omgekeerde wereld natuurlijk, dat ik als moeder mijn kind nodig had. Kwam ik als een klein muisje bij mijn dochter aan en moest zij mij opvangen. Aan haar gezicht zag ik dat zij van mij schrok.

**Charlotte** Dan deed ik de deur open en kwam er echt zo'n heel zielig moedertje de trap op. In het begin kwam ze zogenaamd spontaan langs 'voor een koffietje', gezellig. Dan had ze een smoes dat ze in de stad moest zijn, ik woonde in het centrum. Maar ze kwam steeds vaker en op een gegeven moment bracht Ernst haar zelfs naar mij toe omdat ze zo verdrietig en depressief was.

**Caroline** Normaal ben ik als moeder juist die rots, die moeder die alles kan. Dit was heel vreemd, dat ik bij mijn dochter moest zitten omdat ik niet alleen kon zijn.

**Charlotte** Mama was een schim van zichzelf. Ze leek niet eens meer op zichzelf. Als ze bij me kwam, zag ik aan haar dat ze veel had gehuild, ik zag de pijn in haar gezicht. Ze zat dan de hele dag bij mij en op een gegeven moment bracht ik haar naar huis en nam Ernst het weer over. Ik dacht: wanneer gaat dit over? Wat moeten we doen? Het was wel duidelijk dat ze professionele hulp nodig had, wij konden het op een gegeven moment niet meer aan.

**Ernst-Jan** Je probeert rationele verklaringen te zoeken. Is ze zo somber omdat ze wat zwaarder is geworden? Is het haar werk? Maar toen ze eenmaal hormonen ging nemen, werd heel duidelijk dat het aan de overgang lag.

**Caroline** In bed veranderde ook het een en ander, dat is vaak zo als je in de overgang komt. Bij mij had vooral de onzekerheid veel impact. Ik was immers vijftien kilo aangekomen. Ik wilde me niet eens meer uitkleden met het licht aan en moest al helemaal niet aan seks denken. Ik haatte mijn lijf, laat staan dat ik met dat lijf wilde vrijen. Je relatie moet wel goed zitten om dat aan te kunnen. Gelukkig bleek dat voor Ernst en mij te gelden en zijn we er geweldig doorheen gekomen. Ik was best bang dat Ernst zou denken: wat een kat in de zak. We waren net getrouwd! Hij had opeens een totaal andere vrouw dan hij vier jaar daarvoor ontmoet had. Het was helemaal niet leuk met mij. Ik dacht dat hij bij me weg zou gaan.

**Ernst-Jan** Maar ik vond het helemaal niet pittig voor mijzelf. Ik vond het zielig voor haar. Ik zag gewoon een vrolijke vrouw wegkwijnen, mijn vrolijke vrouw. Het is vreselijk als je ondernemende, gezellige partner opeens als een zwak vogeltje op de bank zit. Het was een grote opluchting toen het beter ging. Nu zit Caroline top in haar vel. Ze is weer de oude, namelijk een vrouw die al van kleine dingen heel gelukkig wordt.

# 'HET WAS HELEMAAL NIET LEUK MET MIJ'

CAROLINE

## MONSTER IN HUIS

Beste dierbare van een vrouw in de overgang. Het is soms best afzien als jouw vrouw, vriendin, collega of moeder zo'n last heeft van de overgang dat je haar bijna niet meer herkent. Mijn dochter Charlotte weet er alles van: 'Als ik nu foto's terugkijk, zie ik duidelijk dat ze zichzelf niet was. Mama keek anders uit haar ogen. Ze was een totaal ander mens. Ze kon niet meer lachen of keten. Zo is mijn moeder normaal gesproken niet. Die heeft juist humor en is heel gezellig, altijd in om iets leuks te doen.'

Zoon Bob: 'Mijn moeder is normaal één grote brok positiviteit, die probeert altijd het beste in mij naar boven te halen. Ze is een rockster, supersterk. In onze jeugd hield ze altijd alle ballen hoog en ze heeft alles zelf opgebouwd.'

Charlotte: 'Zij is degene die wij allebei als eerste om advies vragen als we ergens mee zitten, want zij denkt in mogelijkheden. Zo is mama altijd al geweest. Als elfjarig meisje wilde ze graag een paard, maar opa en oma zeiden dat dat nooit in de tuin zou passen. Op een dag kwam mijn oma – mama's moeder dus – thuis en stond er een paard in de tuin. "Zie je wel dat het past," zei mijn moeder triomfantelijk. Had ze het paard van een vriendin geleend om even in de tuin te zetten. Als kind was ze al zo en nu nog: altijd oplossingen zien. Maar tijdens de overgang was dat weg.'

Voor je omgeving kan het even slikken zijn dat jij in de overgang bent. Je bent misschien niet zo fijn om mee samen te leven. Als je je niet goed voelt, is het natuurlijk lastig om vrolijk en energiek te blijven. En dat hoeft ook niet. Belangrijk is dat je vertelt wat er met je aan de hand is en hoe je je voelt. Zo kan je omgeving beter begrijpen waarom je zo anders bent dan normaal.

Debbie (49) denkt dat open zijn essentieel is. 'Ik heb tegen al mijn vriendinnen en collega's gezegd: "Luister, dit ongeleide projectiel is nog wat extremer dan jullie gewend zijn. Door die hormonen ben ik helemaal van god los. *Don't take it personal.*" Ik denk dat het handig is dat je omgeving weet dat het niets met hen te maken heeft als je tegen ze schreeuwt. Je bent gewoon even in de war als je door de overgang gaat. Je verliest een beetje de grip op jezelf, eigenlijk net als toen je een puber was. Gelukkig is mijn man heel rustig en was hij niet snel onder de indruk van dat monster in huis.'

Televisiekok Nadia Zerouali heeft een paar keer haar oprechte excuses aangeboden aan haar destijds zestienjarige zoon: 'Ik was vreselijk in de overgang. Dan had ik weer geschreeuwd tegen hem, beweerd dat hij me wakker had gemaakt door de tv aan te zetten terwijl ik eindelijk sliep. Was helemaal niet zo, die arme jongen kon er niets aan doen. De hormonen maakten me steeds wakker. Hij verdiende excuses. "Sorry, je hebt een stomme moeder en ik wil zo graag een leuke moeder zijn." De lieverd zei dan dat het wel meeviel, maar dat is niet zo. Ik vind het echt sneu, maar hij heeft twee jaar lang een rotmoeder gehad.'

## MONSTER OP HET WERK

Op je werk herkennen ze je misschien soms ook niet terug. Overgangsklachten kunnen veel impact hebben op jou als werknemer of werkgever. In het hoofdstuk 'Het verboden woord' gaan we daar uitgebreid op in, want werkgevers moeten meer begrip en aandacht hebben voor hun vrouwelijke werknemers in de overgang. Gynaecoloog Dorenda van Dijken: 'Je wilt die vrouwen toch aan het werk houden? Steun ze dan.'

Je collega of leidinggevende merkt misschien dat er iets verandert aan jou. Het kan zijn dat je vermoeider bent of prikkelbaarder, je minder goed kunt focussen of opvliegers hebt. De overgang is een veelkoppig monster, aldus mijn man Ernst-Jan, die zelf een bedrijf leidt: 'Ik denk dat werkgevers zich hierin moeten verdiepen. De overgang betekent niet alleen maar dat je opvliegers hebt en het opgelost is door het raam open te zetten of de airco wat hoger. Het gaat veel dieper en dat kun je merken aan je collega of het personeel. Betere support is nodig. Het is een tijdelijke aandoening, maar je werknemer of collega moet er wel doorheen. Dat je het even weet.'

Nadia Zerouali had last van opvliegers tijdens televisieopnames. 'Moest de hele crew wachten terwijl ik stond te puffen. "Jullie moeten allemaal medelijden met me hebben," zei ik dan. "Dit is niet iets wat ik in mijn eentje hoef te doen, ik ga niet alleen lijden." Het was gênant, maar ik schaamde me er niet voor.'

Debbie (49) werkt als docent. Zij maakte haar overgangsklachten al snel bespreekbaar op de school waar ze werkt. 'Ik ben altijd al een beetje rebels geweest, een ongeleid projectiel soms. Maar in de overgang was dat nog extremer. "Het gaat hormonaal niet helemaal oké," gaf ik aan bij mijn directeur. Ook mijn collega's vertelde ik wat er aan de hand was. Dat was gewoon nodig, want ik was heel onvoorspelbaar, had driftbuien. Ze zijn wel wat van mij gewend, maar dit was wel heel erg.'

## SEKS

De overgang kan invloed hebben op je seksleven. Door de afname van hormonen wordt – net als bij mannen trouwens – de doorbloeding in je geslachtsorganen minder. Je vagina wordt droger. Daardoor kan het meer tijd kosten om goed vochtig te worden of heb je iets anders nodig dan voorheen om vochtig genoeg te worden.

Debbie (49) merkte duidelijk dat haar seksdrive veranderde in de overgang: 'Ik had echt helemaal geen zin in seks. Gelukkig kunnen mannen dat ook hebben in hun "penopauze" en liep mijn man gelijk op met mij. Dat vonden we ontzettend grappig. Wij begrepen van elkaar dat er even niet zo veel zin was. Die humor en dat begrip schelen enorm.'

Tanja (46) merkt duidelijk dat ze er langer over doet om in de stemming te komen: 'Ik heb tegen mijn vriend gezegd: "Ik ben wat minder snel dan je van me gewend bent. Ik heb echt meer tijd nodig."'

Volgens gynaecoloog Dorenda van Dijken zijn Debbie en Tanja niet de enigen. De overgangskilo's spelen vaak ook een rol bij de lagere seksdrive: 'Bij de meeste vrouwen verdwijnt de taille door de overgang. Je voelt je eigenlijk een uitgezakte aardappel. Ik denk dat mannen dat niet eens erg vinden, dat ze eerder gek worden van het gezeur erover. "Zie ik er dik uit in dit jurkje?" Vrouwen zijn zo kritisch op zichzelf. En als jij je onooglijk voelt, wil je ook geen seks.'

Verpleegkundig overgangsconsulent Joyce van Stralen ziet dat het erg verschilt per persoon: 'Sommige vijftigers vrijen nog de sterren van de hemel met hun partner. Maar over het algemeen hebben vrouwen in en na de overgang meer tijd nodig, ze moeten meer gestimuleerd worden om vochtig te worden. Vaginale droogheid – een gevolg van de afname van oestrogeen – kan seks pijnlijk maken. Ook hebben sommige vrouwen last van blaasontstekingen in de overgang. Moeheid of niet lekker in je vel zitten kunnen er ook voor zorgen dat je seksleven op een laag pitje komt te staan.'

Psycholoog Kerstin Venhuizen ziet in haar praktijk dat de overgang veel invloed heeft op seksualiteit. 'Die drogere vagina speelt een rol, die overigens niets zegt over hoe opgewonden je bent. Normaal is dat wel zo, dat de mate van vochtigheid aangeeft hoe opgewonden je bent, maar dat is niet het geval als je minder vochtig wordt door de overgang. Dan is de oorzaak gewoon hormonaal en fysiek. Het is belangrijk om iets anders te doen in bed en niet door te gaan zoals je dat gewend bent. Dan gaat het pijn doen en dat is echt niet nodig. Helaas vinden veel vrouwen het heel moeilijk om aan te geven wat ze willen op seksgebied. Door de overgang kan het zijn dat ze onzekerder zijn over hun lichaam en meer tijd nodig hebben om zin te krijgen. Een piepklein buikje maakt al dat ze zich minder aantrekkelijk voelen. Als het dan niet snel genoeg lukt, is het soms al snel "laat maar", dan voelen ze zich opgelaten. Ik vind het heel belangrijk dat mannen meegenomen worden in wat er speelt bij

'BELANGRIJK IS DAT JE VERTELT WAT ER MET JE AAN DE HAND IS EN HOE JE JE VOELT'

CAROLINE

vrouwen in de overgang. Mannen moeten weten wat er verandert en dat het nu even anders werkt in bed. Nee, het gaat niet vanzelf, maar het betekent echt niet dat je nooit meer lekkere seks zult hebben samen.'

## WAT KUN JE DOEN?

Het is wennen voor je dierbaren en je omgeving. En ze zullen zich misschien ook een beetje machteloos voelen als ze jou zien lijden onder de overgang. Mijn dochter Charlotte vertelt: 'Ik kon mama niet blij maken. Als iemand depri is, kun je nou eenmaal niet simpelweg zeggen: "Stop daar even mee".' Zoon Bob: 'Ik was begin twintig en een man. Misschien dat mijn moeder het daarom niet met mij gedeeld heeft destijds, en wel met mijn zus die wat ouder en een vrouw is. Ik wist dus niet wat ze doormaakte. Dat vind ik achteraf jammer, ik had haar graag willen bijstaan. Toen ze er eindelijk over begon te praten, vroeg ik dan ook: "Hoezo hoor ik dat nu pas?" Ze had van mij mogen verwachten dat ik er voor haar zou zijn. Ik had haar misschien ook een break kunnen geven als ze die nodig had. Ik had haar meer willen steunen. Ik ben heel goed met mijn moeder. Daarom hoop ik dat het taboe doorbroken wordt en vrouwen er meer over gaan praten, ook met hun zonen. Die periode had niet zo zwaar hoeven zijn. Als ik de tijd terug kon draaien had ik het wat makkelijker voor haar willen maken.'

Mijn vriend Leco was een van de eersten die ik belde toen ik wist dat het de overgang was waardoor ik me zo rot voelde. 'Ik ben er zo een,' zei ik.

Leco: 'Ik vond het zo verschrikkelijk dat Caroline zich zo slecht voelde. Van nature is zij een opgeruimde tomboy: stoer en een bikkel. Nooit miepen, altijd het glas halfvol zien. Maar op een gegeven moment merkte ik dat ze veranderde. Ze werd emotioneler en huilde snel. Fysiek veranderde ze ook, haar gezicht was opgeblazen. Als je iemand 25 jaar lang opmaakt, weet je hoe ze in elkaar steekt. Caroline was anders, anders qua uiterlijk en het meest wezenlijke: mentaal anders. Ze was ongelukkig terwijl dat niet bij haar past. Het was heel raar. Ik stond er eigenlijk niet zo bij stil dat het met de overgang te maken kon hebben tot ze me het vertelde. Nu ik dit met Caroline heb meegemaakt, ben ik er veel alerter op. Inmiddels heb ik zelfs al heel wat vrouwen getipt dat het waarschijnlijk de overgang is en ze doorgestuurd naar een deskundige. Caroline en ik kunnen gelukkig weer enorm lachen samen, maar die grapjes over hormoonloze vrouwen zijn natuurlijk verleden tijd.'

Ik geloof dat we hier weer een OOM te pakken hebben: een **Overgang Omdenk Moment**. Je dierbaren, misschien wel mensen voor wie jij altijd gezorgd hebt, kunnen er nu voor jou zijn (als je ze die kans geeft). Misschien brengt dat jullie uiteindelijk wel (nog) nader tot elkaar of leer je elkaar op een andere manier kennen. Nu ben jij een keer kwetsbaar en is het je kind of je partner of je vriendin die voor jou zorgt, in plaats van andersom.

## LAAT HAAR EVEN

Wat kan je omgeving doen om het wat makkelijker voor jou en voor henzelf te maken? De *choose your battles*-tactiek is een goede. Niet op elke slak zout leggen, dat werkt hier net zo goed als bij onredelijke pubers. Dus lieve dierbaren van een vrouw in de overgang: heb alsjeblieft een beetje extra geduld met haar. Word niet meteen boos als ze onredelijk is. Láát haar even. Wees wat coulanter, dan kom je al een heel eind samen. (Dit mag je trouwens geel arceren, uitknippen en op de wc hangen of zo. Kunnen al je huisgenoten het dagelijks lezen.)

Mijn man Ernst-Jan raadt aan om in gedachten te houden dat het een fase is: 'Weet dat er licht is aan het einde van de tunnel. Caroline had na anderhalf jaar het ergste gehad. Misschien duurt het bij jullie wat langer, maar het gaat voorbij. En verder: houd de humor erin. Dat heeft ons heel erg geholpen.

## 'NU BEN JIJ EEN KEER KWETSBAAR EN IS HET JE KIND OF JE PARTNER OF JE VRIENDIN DIE VOOR JOU ZORGT'

CAROLINE

Daarbij moet je je er natuurlijk wel weer bewust van zijn dat je partner of vriendin nu even niet zo goed kan relativeren. Dus die keer dat ik Carolines broek aandeed om te laten zien dat ik hem wel paste? Niet zo slim. Daar kon ze niet om lachen en dat snap ik nu wel.

Ook denk ik dat het helpt als je probeert je vrouw – of moeder of vriendin – actief te houden. Haal haar van de bank en maak een strandwandeling. Zorg voor afleiding. Wij gingen vaak heerlijk met ons bootje varen. Ik maakte extra tijd vrij voor Caroline. Met elkaar zijn, de humor erin houden, weten dat het goedkomt: dat is hoe je kunt helpen.'

Psycholoog Kerstin Venhuizen zou het mooi vinden als dierbaren van vrouwen in de overgang veel meer betrokken zijn. 'De overgang is een transitie, net als wanneer je van kind naar puber gaat of van jonge vrouw naar moeder. In Hawaï hebben ze dat heel goed begrepen. Bij zo'n overgangsfase komt daar de hele familie bij elkaar. Om de beurt gaan ze degene die in transitie is masseren, dat duurt echt dagen. Lomi Lomi-massage heet het. Het heeft te maken met de golven van het leven, Hawaï is immers omringd door de zee. Iemand wordt als het ware door haar familie de volgende fase in gemasseerd, alsof je even opnieuw gekneed moet worden. Heel koesterend.'

## KENNIS = MACHT

Waar het telkens weer op neerkomt – of het nu gaat om partners, kinderen of werkgevers – is dat je goed geïnformeerd bent. Zorg dat je weet wat een vrouw in de overgang doormaakt en wat de symptomen kunnen zijn.

Psycholoog Kerstin: 'Verdiep je in de ander. Als je er meer van weet, heb je ook betere handvatten om ermee om te gaan. Eigenlijk zou een vrouw in de overgang samen met haar gezin en naasten begeleid moeten worden. Zodat ook haar partner, kinderen en omgeving snappen wat er allemaal verandert. Zodat ze weten dat er – net zo goed als bij een vrouw die zwanger is of een kind dat de puberteit doormaakt – fysiek iets aan de hand is en dat dat impact heeft. En dat geldt breder: de hele maatschappij moet veranderen, meer weten over de overgang en beter met vrouwen in de overgang leren omgaan.'

In het hoofdstuk 'Het verboden woord' gaat het uitgebreid over de maatschappij en de overgang, want er moet inderdaad veel meer kennis over de overgang zijn en de manier waarop we ertegenaan kijken moet veranderen. Mijn zoon Bob merkte na mijn documentaire over mijn horror-overgang dat het anderen uitnodigde erover te praten: 'Zat ik op een verjaardag bij mijn schoonouders, begonnen mensen tegen me over de overgang.' Mijn man Ernst-Jan werd aangesproken tijdens werklunches: 'Een keer was ik in een restaurant voor een afspraak met een zakelijke cliënt en begon de gastvrouw mij uitgebreid over haar pijnlijke borsten als gevolg van de overgang te vertellen.'

Bob vond het fijn dat mensen een gesprek over de overgang met hem aanknoopten: 'Dan gaat het stigma eraf en komt er meer begrip. Mijn moeder heeft mij erbuiten gelaten toen ze door de overgang ging en ik denk dat dat in meer families gebeurt: dat de mannen en de zonen vanwege schaamte, angst of onbegrip er niet zoveel van meekrijgen. Ik vind dat het anders moet. Je weet dat dit je moeder op een bepaalde leeftijd te wachten staat en ooit, in de toekomst, gaat je vrouw erdoorheen. Laten wij mannen erover praten met elkaar. Ik heb een vriendengroep van veertien jongens en we hebben het hier in twintig jaar nog nooit over gehad. Dat is ergens wel logisch, maar waarom eigenlijk niet? Zij hebben toch ook moeders die in de overgang zijn. Je hoeft je er echt niet van a tot z in te verdiepen, maar wat basiskennis van wat er in zo'n vrouwenlichaam gebeurt is hartstikke nuttig. Je krijgt toch ook seksuele voorlichting? Waarom gaat het nooit over deze levensfase?'

'MET ELKAAR ZIJN, DE HUMOR ERIN HOUDEN, WETEN DAT HET GOEDKOMT: DAT IS HOE JE KUNT HELPEN'

ERNST-JAN

Mijn man Ernst-Jan vindt het een beetje dom dat we allemaal zelf het wiel opnieuw gaan uitvinden: 'Alle vrouwen gaan al sinds mensenheugenis door de overgang. Toch weten we er niks van en praten we er niet over. We vinden een film als *Earth* over flora en fauna prachtig, maar wat er in de mens – de vrouw – gebeurt weten we amper. Wel als het op puberteit of zwangerschap aankomt, dat vinden we interessant, maar voor de overgang is verdomd weinig aandacht. Iedereen moet zelf maar uitzoeken wat er aan de hand is als-ie ertegenaan loopt, dat vind ik raar. Heb je een nieuwe baan, dan word je uitgebreid ingewerkt, maar bij sommige aspecten van het leven zeggen we eigenlijk: zoek het maar uit.'

Hier zit een mooi **Overgang Omdenk Moment** (OOM) in. Soms kan iets vervelends ook een kans geven. Dit OOM is niet voor jou, vrouw in de overgang, maar voor je naasten (die hopelijk meelezen). Lieve dierbare van een vrouw in de overgang: grijp je kans. Je kunt wat leren. Misschien kun je dankzij je nieuw vergaarde kennis straks vrouwen in de overgang in je omgeving beter helpen. Dochters, nichtjes en vriendinnen: omarm deze kans om wat op te steken over de overgang. Het bereidt je ook voor op je eigen overgang.

## BRIEF VOOR JE DIERBAREN

Kennis is alles, dat geldt niet alleen voor een vrouw in de overgang zelf, maar ook voor haar omgeving. Dus laat je partner, kind, vriendin of collega vooral dit boek lezen. Zodat ze weten wat er met jou gebeurt en waarom je nu misschien anders bent dan normaal en anders reageert dan voorheen. Is een heel boek lezen te veel (hoe geweldig goed geschreven en boeiend ook)? Dan biedt deze samenvatting misschien uitkomst.

*Lieve naaste van een vrouw in de overgang,*

*Jouw geweldige partner/moeder/collega/zus/nicht/vriendin is in de overgang. En dus wil jij nu natuurlijk alles over de overgang weten! Komt dat even goed uit. Hier vind je namelijk een korte samenvatting van dit boek, je leest in vogelvlucht wat de overgang inhoudt en wat er allemaal kan veranderen bij een vrouw in de overgang. Jaarlijks zijn in Nederland zo'n 1,6 miljoen vrouwen in de overgang. Sommige mensen denken dat de overgang alleen betekent dat een vrouw niet meer ongesteld wordt. Maar het is meer dan dat: haar hele hormoonhuishouding verandert. Het is eigenlijk een soort omgekeerde puberteit. In de puberteit wordt een meisje voor het eerst ongesteld, in de overgang wordt een vrouw dat voor het laatst. In de puberteit ga je van niet-vruchtbaar naar vruchtbaar met alle hormonale veranderingen die daarbij horen, in de overgang is het precies andersom.*

*De meeste klachten in de overgang worden veroorzaakt door de afname van hormonen. Het hormoon waar het allemaal om draait in de overgang is* **oestrogeen**. *Dit hormoon wordt gemaakt in de eierstokken en neemt af doordat de aanmaak van eitjes afneemt.*

*Sommige klachten horen echt bij de overgang, ze worden direct veroorzaakt door die hormonale schommelingen. Dat noemen we typische overgangsklachten. Andere veranderingen kunnen ook door het ouder worden komen, of zijn weer een gevolg van andere klachten. Die veranderingen noemen we atypische overgangsklachten. Het is een domino-effect: als een vrouw minder slaapt vanwege de overgang leidt dat weer tot prikkelbaar en somber zijn. En andere klachten zoals haarverlies en een slechter geheugen horen óók bij het ouder worden. Vaak is het niet helemaal duidelijk te krijgen of het aan de overgang ligt of aan het ouder worden. En vaak is het een beetje van allebei, het is meestal niet zo zwart-wit.*

*Van* **opvliegers** *heeft iedereen wel gehoord. Ze vormen de meest voorkomende overgangsklacht, zo'n 80 procent van de vrouwen krijgt last van opvliegers. Een opvlieger is een warmte-aanval. Je hebt het opeens heel heet. Soms blijft het bij een blos op je wangen, maar je kunt ook heel erg gaan zweten. Meestal duurt dit een paar minuten, met uitschieters van een halfuur. Wat ook een veelvoorkomende klacht is, is* **nachtzweten**. *Dit zijn opvliegers in de nacht.*

*Op nummer drie van de meest voorkomende overgangsklachten staat* **slecht slapen**. *Daarnaast komt* **spierpijn en gewrichtspijn** *veel voor bij vrouwen in de overgang. En veel vrouwen hebben last van* **vaginale droogheid.** *Ook de* **slijmvliezen** *in de ogen, neus en mond kunnen droger worden in de overgang. Een andere klacht die ook veel voorkomt bij de overgang is* **hoofdpijn.**

*Kortom: de afname van en schommelingen in hormonen kunnen tot een scala aan klachten leiden. Niet alleen fysieke, maar ook mentale klachten. 'Ik herken mezelf niet meer.' Dat zeggen vrouwen in de overgang vaak. Ze waren ooit opgewekt en zijn nu chagrijnig. Of ze konden altijd overal om lachen en moeten nu om diezelfde situaties huilen. Anderen hadden voorheen energie voor tien, maar zijn nu continu moe. En hun lontje is korter dan ooit. Het moge duidelijk zijn: de overgang en de afname van hormonen hebben niet alleen invloed op het lichaam van een vrouw, ze doen ook van alles met de psyche. Veel vrouwen merken bijvoorbeeld dat hun* ***geheugen*** *minder goed werkt. Dat komt waarschijnlijk doordat de eierstokken minder oestrogeen aanmaken. Maar ook minder goed slapen kan van invloed zijn op het geheugen.* ***Brainfog, verwardheid en concentratieproblemen*** *zijn bekende symptomen van de overgang. Wat best veel vrouwen ervaren is dat ze in de overgang* ***minder zorgzaam*** *zijn. Dat kan verklaard worden door de afname van het hormoon oxytocine, dat ook wel bekendstaat als het knuffelhormoon. Je vrouw, moeder of vriendin kan daardoor wat introverter worden en minder zin hebben in sociaal doen, feestjes en etentjes.*

*Veel vrouwen noemen* ***innerlijke onrust*** *of een* ***gejaagd gevoel*** *als symptoom van de overgang.* ***Stemmingswisselingen*** *horen heel erg bij de overgang, veel vrouwen krijgen daarmee te maken. Hun gemoedstoestand wisselt dan heel erg. Huilen om niks, woede-uitbarstingen en beren op de weg zien horen erbij. Vrouwen kunnen zich in de overgang* ***neerslachtig*** *of* ***lusteloos*** *voelen, of zelfs* ***depressief****. Als je ooit een depressie hebt gehad, of een postpartum-depressie na de geboorte van een kind, is de kans dat je depressief raakt in de overgang groter. Best veel vrouwen krijgen* ***angst- en paniekaanvallen*** *in de overgang.*

*De overgang heeft op allerlei manieren invloed op het uiterlijk en de gezondheid. Veel vrouwen worden zwaarder. Dat komt doordat de hormoonafname de stofwisseling vertraagt. Vaak wordt een vrouw in of na de overgang zwaarder, terwijl ze hetzelfde eet als vroeger. Kortom: het is soms afzien als jouw vrouw, vriendin, collega of moeder door de overgang gaat. In dit hoofdstuk kun je bij 'wat kun je doen' en 'informeer je' lezen hoe jij het voor je naaste wat makkelijker kunt maken en hoe je deze periode zelf beter doorkomt. Wil je nog meer over de overgang weten? Hoofdstuk 8 is een samenvatting van het hele boek (en gewoon het boek zelf helemaal lezen is ook een aanrader). Je helpt die fijne vrouw in de overgang in je omgeving ermee. Onthoud: het is een fase, het gaat voorbij en het komt goed!*

*Caroline*

‘JE
WILT
DIE
VROUWEN
TOCH
AAN HET
WERK
HOUDEN?
STEUN ZE
DAN!’

GYNAECOLOOG
DORENDA VAN DIJKEN

# OM TE ONTHOUDEN

1. Het is soms pittig voor je omgeving als jij veel last hebt van de overgang. Misschien ben je er wel extra driftig of prikkelbaar door. Als je je niet goed voelt, is het sowieso moeilijk om vrolijk en energiek te blijven. Maar dat hoeft ook niet.

2. Belangrijk is dat je vertelt wat er met je aan de hand is en hoe je je voelt. Dan kan je omgeving beter begrijpen waarom je anders bent dan normaal.

3. De choose your battles-tactiek is voor je gezin en vrienden verstandig: een beetje extra geduld en niet meteen boos worden als jij onredelijk bent.

4. Overgangsklachten kunnen veel impact hebben op jou als werknemer/werkgever en collega. Vertel daarom ook op je werk wat de hormoonveranderingen met je doen.

5. Je seksleven verandert vaak als je in de overgang komt. Door de afname van hormonen kan je vagina droger worden. Er is meer stimulatie nodig om vochtig te worden. Maar ook gewichtstoename en onzekerheid kunnen invloed hebben op je zin in seks.

6. Wat van belang is voor partners, kinderen of werkgevers, is goed geïnformeerd zijn. Zorg dat je omgeving weet wat een vrouw in de overgang doormaakt en wat de symptomen kunnen zijn. Begin met ze de 'brief voor je dierbaren' te laten lezen.

# 5

# HULPTROEPEN

DIT HELPT JOU DE OVERGANG DOOR

# Caroline

Weten wat het is, geeft enorme opluchting. Dat gold in elk geval voor mij. Toen ik erachter kwam dat ik me door de overgang al een jaar zo rot voelde, wist ik dat het goed zou komen. De oorzaak van mijn klachten kennen, gaf me de energie om er iets aan te doen. En doordat ik wist wat het was, kon ik ook naar oplossingen zoeken. Ik ben hormonen gaan slikken en smeren en ging me langzaam beter voelen. Soms had ik nog een terugval, maar dat was niet erg, want ik wist nu dat dat ook weer goed zou komen.

Ik heb bio-identieke hormonen genomen, dat zijn lichaamseigen hormonen die je kunt slikken om die afgenomen hormonen in je lijf enigszins te compenseren. Ik nam vier soorten, twee om te smeren en twee om te slikken. Langzaam maar zeker voelde ik me steeds beter. Het ging niet van de ene op de andere dag, maar na een paar maanden was ik niet meer zo ongelukkig. Stap voor stap werd ik weer mijn oude, opgewekte en energieke zelf.

Uiteindelijk heb ik een jaar lang hormonen gebruikt. Soms stopte ik – langzaam afbouwen is verstandig – en kreeg ik een terugval, dan nam ik ze toch weer. Geduld is een schone zaak bij hormoontherapie.

Het enige waar ik nu nog last van heb is slecht slapen. Vroeger maakte ik altijd prima nachten, maar nu slaap ik nooit meer door. Ik ben nog zoekende wat daarbij helpt, maar ik zorg in elk geval dat ik na een bepaald tijdstip 's avonds geen koffie, thee of alcohol meer drink.

Leefstijl is enorm belangrijk als hulpmiddel tegen overgangsklachten. Ik ben daarom altijd blijven sporten. Neem van mij aan: bewegen helpt, echt.

Hond Puk heeft me gered met alle rondjes die we samen liepen (ook al was het soms huilend). Probeer zulke dingen te blijven doen en niet toe te geven aan het verlangen alleen maar onder een dekentje te liggen. Sinds ik mijn vijftien overgangskilo's kwijt ben, eet ik anders dan voorheen. Ik at altijd al gezond, maar ben me nu extra bewust van de eiwitten die zo belangrijk zijn als je ouder wordt en ik weet dat ik minder calorieën nodig heb nu.

Mijn dierbaren vormden een fantastische hulptroep. Mijn man Ernst-Jan was geweldig. Ik weet echt niet hoe ik het had gedaan zonder hem. Ik ben heel blij dat wij samen zo sterk zijn. En wat voelde ik me fijn bij mijn dochter Charlotte. Ik durfde het met bijna niemand te delen, dus was het heel prettig dat ik bij mijn eigen kind terechtkon. Ik heb een heel goede band met Lot en het was in dat moeilijke jaar heel fijn om zo'n grote en intelligente dochter te hebben. Mijn zoon Bob wilde ik er niet mee belasten en dat vind ik achteraf stom. Hij had het graag willen weten en willen helpen. Ik dacht: Lot is een vrouw, die begrijpt het. Mijn zoon wilde ik niet vermoeien met z'n moeders problemen. Dat vind ik achteraf een domme denkfout van mij. Bob had willen helpen en natuurlijk moet hij weten van de overgang. Hij heeft ook een vriendin, en vrouwen in zijn omgeving. Dus moeders: doe niet zoals ik en deel het met jullie zonen! Gebruik de hulptroepen in de vorm van je dierbaren.

## WAAR ZOEK JE HULP?

Het beste advies bij overgangsklachten is om naar een **verpleegkundig overgangsconsulent** te gaan. Je hebt er misschien nog nooit van gehoord, maar deze verpleegkundigen zijn gespecialiseerd in overgangsklachten. Er zit er altijd wel een bij jou in de buurt, je vindt ze via de website van de VVOC, de vereniging van verpleegkundig overgangsconsulenten, www.overgangsconsulente.com, of via de website www.vrouwenindeovergang.nl. Overgangsconsulenten die zijn aangesloten bij de VVOC hebben een hbo-opleiding gevolgd die wordt erkend door de gynaecologen van de Dutch Menopause Society. Zij zijn medisch opgeleid en op de hoogte van de laatste wetenschappelijke ontwikkelingen rondom begeleiding van overgangsklachten.

Zo'n verpleegkundige kan je vertellen of jouw klachten inderdaad een gevolg zijn van de overgang en kan advies geven. Je kunt gewoon zelf een afspraak maken bij een verpleegkundig overgangsconsulent, daar hoef je niet

## 'IK WERD WEER MIJN OUDE OPGEWEKTE ZELF'

CAROLINE

eerst voor naar de huisarts, want je hebt geen verwijzing nodig. Wel heb je een aanvullende verzekering nodig om de kosten van een gesprek, of een deel daarvan, vergoed te krijgen.

Waarom het slim is om met een verpleegkundig overgangsconsulent te praten voordat je naar de huisarts gaat? Door eerst met zo'n gespecialiseerde consulent te overleggen, heb je meer kennis om daar vervolgens mee naar de huisarts te gaan. Ook is het prettig dat een overgangsconsulent kan aangeven in welke fase van de overgang je je bevindt.

Gynaecoloog Dorenda van Dijken: 'Het is verstandig om al met een plan naar je huisarts te gaan en een verpleegkundig overgangsconsulent kan je daarbij helpen. Zodat je al weet wat je graag van de huisarts zou willen.'

Soms kan een overgangsconsulent je zelf helpen, maar als je hormonen wilt gebruiken, moet je wel naar de huisarts. Alleen die mag aanvullende hormonen voorschrijven. Een overgangsconsulent mag dus geen hormonen voorschrijven, maar kan wel adviseren welke hormonen passen bij de fase van de overgang waarin jij zit.

Joyce van Stralen is verpleegkundig overgangsconsulent. Zij heeft een eigen praktijk in Zwaag en werkt op de menopauzepoli in Alkmaar. 'Als vrouwen bij mij op het spreekuur komen, vraag ik ze vooraf om een vragenlijst in te vullen. Ik zie dan al snel of ze typische overgangsklachten hebben, meer atypische klachten hebben of een combinatie van beide. Dan weet ik of een vrouw puur door oestrogeentekort klachten heeft of dat er ook andere factoren kunnen meespelen.

In een gesprek is het als eerste belangrijk om de hulpvraag helder te krijgen: waar wil de vrouw antwoord op krijgen? De ene vrouw wil van het nachtzweten af, de andere vrouw wil zich beter in haar vel voelen, zo heeft iedereen

## 'IK VIND HET VOORAL BELANGRIJK DAT VROUWEN WETEN WAT ER MOGELIJK IS'

JOYCE VAN STRALEN, VERPLEEGKUNDIG OVERGANGSCONSULENT

een andere hulpvraag. Aan de hand van de vragenlijst, het stellen van veel vragen en het geven van uitleg geef ik uiteindelijk een advies op maat. Aanvullende hormonen kunnen voorgeschreven worden bij typische overgangsklachten. Heb je alleen atypische klachten? Dan gaan we kijken of de klachten door de overgang komen, een andere oorzaak hebben of dat het een combinatie is van beide. In overleg met de huisarts kun je hormonen nemen en kijken of die helpen. Worden je klachten minder, dan zit je op het goede pad. Zo niet, dan moet je verder zoeken.

Het is belangrijk om te weten dat het niet altijd alleen de overgang is, maar vaak een combinatie van factoren. Wat ik doe is met één of twee gesprekken vrouwen op weg helpen. Jij bent de kapitein op je eigen schip en mag je koers bepalen, maar daarvoor moet je wel van de behandelmogelijkheden weten.

Zelf kun je al aardig wat doen qua leefstijl. Vooral betere voeding, beweging en minder stress zijn belangrijk. Sommige vrouwen willen plantaardig oestrogeen proberen, andere willen bio-identieke hormonen. Ik schrijf in dat laatste geval een brief voor hun huisarts met een advies. Het blijft maatwerk. Soms hebben vrouwen aan een gesprek met mij al genoeg. Als ze meer weten over hun lijf en wat de klachten veroorzaakt, geeft dat ze rust. Ik vind het vooral belangrijk dat je als vrouw weet wat er mogelijk is qua behandeling en dat je niet blijft rondlopen met klachten die verholpen kunnen worden.'

Je kunt natuurlijk ook direct met je klachten naar de **huisarts**. Als je hormonen wilt nemen, moet dat dus sowieso, want de huisarts moet die voorschrijven. Nu zijn er helaas nog best wat huisartsen die vooroordelen hebben over hormoontherapie en die negatieve houding is gebaseerd op onderzoek dat niet gaat over de hormonen die in Nederland voorgeschreven worden. Daarover verderop meer. Maar er is hoop: er is nu een nieuwe richtlijn wat betreft de overgang voor huisartsen, je kunt hem zelf vinden op de website thuisarts.nl. Daar kun je trouwens ook informatie vinden over alle hormonen die voorgeschreven kunnen worden.

Het verschil met de oude richtlijn? Er wordt niet meer op een ontmoedigende toon geschreven over hormoontherapie. Ondanks de nieuwe, verbeterde richtlijn denkt gynaecoloog Dorenda dat het belangrijk is dat je doelgericht naar je huisarts gaat. 'Zet vooraf op een rij voor welke klachten je hulp nodig hebt en wat je wilt, het liefst samen met een verpleegkundig overgangsconsulent.' Verpleegkundig overgangsconsulent Joyce legt uit wat zij daarin kan betekenen: 'Als ik een vrouw gesproken heb en zij wil hormonen proberen, dan schrijf ik een brief voor de huisarts met een uitgebreid verslag. Ik vertel dat ze bij mij op het spreekuur is geweest, wat haar klachten zijn en wat haar hulpvraag is. Ik geef aan in welke fase van de overgang de vrouw zit en wat ik geadviseerd heb. En dat ik hormonen aanraad en welke hormonen dat zijn. Ik mag zelf geen hormonen voorschrijven. De huisarts bepaalt, maar negen van de tien huisartsen nemen mijn advies over.'

Ik wil benadrukken dat er ook veel huisartsen zijn waar je wel met een gerust hart terechtkunt met je overgangsklachten, en dat er veel vooruitgang geboekt is wat betreft de kennis van huisartsen over de overgang en hormoontherapie. Maar omdat zo veel vrouwen worstelen met een huisarts die hun overgangsklachten niet serieus neemt, vind ik het toch belangrijk om Virginie te laten vertellen over haar slechte ervaring met haar (voormalige) huisarts. Al is het maar om je te laten weten dat je niet de enige bent die tegen een muur loopt bij de huisarts met je klachten. Helaas komt het vaker voor, variërend van huisartsen die hormoontherapie een 'placebo-ding' noemen tot huisartsen die beweren dat het geen overgangsklachten kunnen zijn als je nog ongesteld wordt (wat, voor de duidelijkheid, onzin is).

Virginie (52): 'Ik was 49 toen ik last kreeg. Ik had hartkloppingen, voelde me ontzettend moe en zat niet goed in mijn lijf. Mijn lichaam deed pijn, zelfs sporten ging niet meer. Dus ging ik naar de huisarts. Zelf dacht ik niet aan de overgang, want dat associeerde ik vooral met opvliegers. Ik vertelde de huisarts hoe ik me voelde en zij reageerde met: "Wat wil je van mij?" Uh, nou, iets om me beter te voelen? Ik voelde me niet mezelf, legde ik uit. Het enige wat ze deed was een bloedtest en toen daar niets uitkwam, stuurde de huisarts me weg. Een jaar later ging het niet beter met me, integendeel. Ik had inmiddels ook angstaanvallen en pijn in mijn hele lijf. Ik voelde me alsof ik honderd jaar oud was. Weer ging ik naar de huisarts en smeekte: "Ik herken mezelf niet meer. Mijn buik is enorm, ik ben zwaarder geworden, ik word vier keer per nacht wakker, heb het bloedheet, ik functioneer niet meer. Mijn leven is een nachtmerrie. Help me." Toen noemde de huisarts wel de overgang als mogelijke oorzaak, maar ze stuurde me naar de supplementenafdeling van het Kruidvat. Daar had ik niets aan. Ik heb me jarenlang ontzettend slecht gevoeld en pas sinds ik hormonen neem – die ik niet via de huisarts kreeg – gaat het langzaam beter.

Toen ik na drie jaar in een speciale overgangskliniek terechtkwam en eindelijk serieus werd genomen, bleek ik helemaal geen oestrogeen of eitjes meer te hebben. De gynaecoloog vond het onbegrijpelijk dat ik al die tijd aan mijn lot was overgelaten door de huisarts. Ze bood zelfs haar excuses aan voor haar collega. "Het spijt me dat je zo behandeld bent." Als ik jaren eerder geholpen was, was ik er psychisch waarschijnlijk niet zo slecht aan toe geweest als nu. Bovendien heb ik nu botontkalking, dat had voorkomen kunnen worden als ik eerder hormoontherapie had gekregen.'

Televisiekok Nadia Zerouali concludeert dat je stevig in je schoenen moet staan om de juiste hulp te krijgen. 'Artsen en mensen in mijn omgeving zeiden: "Je bent druk, het is logisch dat je lichaam even pauze nodig heeft." Maar ik wist dat dat het niet was. Ik was niet overspannen of te druk, ik ben een extravert type en krijg juist energie van werken en onder de mensen zijn. Jij kent jezelf het beste.'

## ACTIEPLAN

Met een beetje geluk heb jij een betere ervaring bij de huisarts, er zijn er immers genoeg die wel goed op de hoogte zijn van het fenomeen overgang, de klachten die daarbij horen en de behandelingen die mogelijk zijn. Maar het kan nooit kwaad om je goed voor te bereiden op een gesprek met je huisarts.

Actieplan vóór het bezoek aan de huisarts:

- Ga eerst naar een verpleegkundig overgangsconsulent zodat die alvast kan aangeven of het om de overgang gaat en advies kan geven over hulp en eventueel hormoontherapie.
- Of zoek op www.thuisarts.nl op wat de richtlijn voor huisartsen is bij overgangsklachten, ook wat betreft hormoontherapie.
- Zet op een rij welke klachten je hebt.
- Bedenk voor jezelf alvast welke hulp je wilt proberen.
- Leg vervolgens aan de huisarts uit wat je klachten zijn, waarom je aan de overgang denkt en wat je wilt proberen om het op te lossen

Wanneer wend je je tot een **gynaecoloog**? In Nederland heb je daar een verwijzing voor nodig. Je gaat eerst naar de zogenoemde 'eerste lijn', de huisarts. Wil je naar een specialist, de 'tweede lijn', dan heb je een verwijzing nodig. Aan een specialist zit een prijskaartje, deze kosten gaan doorgaans namelijk van je eigen risico af.

Gynaecoloog Dorenda van Dijken: 'Iemand met overgangsklachten en een rugzakje hoort bij de specialist. Heb je bijvoorbeeld ernstige stemmingsklachten die maar niet overgaan? Heb je kanker gehad? Heb je MS? Dan ga je naar een specialist. Maar "normale", gezonde vrouwen in de overgang moeten door hun huisarts geholpen kunnen worden. Krijg je niet de hulp die je wilt? In elk ander land in Europa kun je je als vrouw rechtstreeks tot een gynaecoloog wenden, maar in Nederland niet. Dus dan zul je toch het gesprek aan moeten gaan bij de huisarts en uitleggen waarom je een verwijzing wilt.'

Virginie is van origine Frans en verbaast zich over het huisartsensysteem in Nederland. 'In Frankrijk heeft elke vrouw vanaf het moment dat ze anticonceptie wil gebruiken een eigen gynaecoloog. Je gaat daar net zo vaak heen als naar de tandarts voor controle. Het Franse systeem is erg op preventie gericht; ik vind dat er daar beter op vrouwen gelet wordt.'

## WAT HELPT?

Als je wilt dat de klachten afnemen is het vooral slim om je **leefstijl** aan te passen (dat kwam in 'Spiegeltje spiegeltje' al uitgebreid aan de orde). Dus anders eten, anders bewegen en minder stress. Die factoren vormen eigenlijk de beste 'hulptroep' bij de overgang. Dit is het perfecte moment om meer balans te zoeken in je leven. Verpleegkundig overgangsconsulent Joyce: 'De overgang is eigenlijk een omgekeerde puberteit en net als bij de puberteit zie ik dat omgevingsfactoren veel impact hebben op de klachten van vrouwen in de overgang. Als je pubert, hebben – naast de hormonen – je thuissituatie, sport, school en je vrienden invloed op hoe jij je voelt. Ook voor de overgang geldt dat je omgeving mede kan bepalen hoe hevig je klachten zijn. Dus hoe je relatie is, hoe het op je werk gaat, of je kinderen aan het puberen zijn of juist het huis uit gaan, en of je zorgen hebt over je ouders en mantelzorgtaken hebt. Balans in je leven is ontzettend belangrijk om klachten te verminderen. Vrouwen in de overgang behoren tot de "sandwichgeneratie": ze hebben vaak niet

## 'OOK VOOR DE OVERGANG GELDT DAT JE OMGEVING MEDE KAN BEPALEN HOE HEVIG JE KLACHTEN ZIJN'

JOYCE VAN STRALEN, VERPLEEGKUNDIG OVERGANGSCONSULENT

alleen nog zorg voor kinderen, maar ook voor ouder wordende ouders. Daarnaast zijn ze druk met hun partner, werk, sport, Facebook en Instagram en ga zo maar door. We moeten wat meer gaan leven zoals mannen, dus één ding tegelijk doen. Niet meer honderd ballen in de lucht willen houden, niet alles op je nemen. Laat het los. Jij hoeft niet alles te doen. Wees lief en zorg voor jezelf, dat is het eerste advies dat ik vrouwen in de overgang geef.'

Het is misschien niet altijd makkelijk om ervoor te zorgen dat je minder stress hebt, er moet immers van alles in het leven. Maar als je door de overgang gaat en daar veel last van hebt, is het toch slim om te kijken hoe je jezelf wat meer rust en ontspanning kunt geven. Dat is nu essentieel, samen met die gezondere leefstijl qua bewegen en eten.

Gynaecoloog Dorenda: 'Ik spreek veel vrouwen die 's nachts de koelkast plunderen. Dat veroorzaakt een domino-effect aan klachten. Je komt aan, bent ongelukkig met je lijf, hebt daar stress van en je gaat daardoor weer snaaien. Op een gegeven moment is het heel lastig om uit die cirkelgang te komen. Begin daarom op tijd en laat het niet zover komen. Vrouwen die veel bewegen en gezond eten hebben minder opvliegers. Ze ervaren allen een betere kwaliteit van leven. Trek je de sportschool niet? Ga dan wandelen en neem de trap in plaats van de lift. Alcohol is ook zo'n calorieënbom, waar je bovendien slecht van gaat slapen. Alcohol geeft meer kans op nachtzweten, nog los van het feit dat wie wekelijks zo'n twaalf glazen drinkt, dubbel zo veel risico loopt op borstkanker. Roken helpt ook niet, het breekt je oestrogeen af. Wie rookt komt eerder in de overgang en heeft meestal meer klachten.'

Debbie (49) vond in haar overgangsklachten de motivatie om eindelijk eens aan de bak te gaan op sportief gebied. 'Ik was altijd extreem lui, een bankhanger. Maar toen ik me dankzij hormoontherapie weer wat beter voelde, ben ik gaan sporten. Van een collega kreeg ik een cadeaubon voor een personal trainer, dat bleek een schot in de roos. Twee keer per week ben ik nu in de sportschool te vinden en ik kan het iedereen aanraden. Dankzij de krachttraining voel ik me veel minder stijf 's ochtends. Verder wandel ik veel en ik doseer het "levensgenieten". Dus niet drie keer per week snacken op de bank 's avonds, maar max één keer. Ik viel er dertien kilo door af.'

Ook Fatima (52) gooide haar leven een beetje om toen de overgang zich aandiende. 'Alcohol verdraag ik minder goed, dus die laat ik tegenwoordig vaak staan. Ik sport veel meer, wel drie keer per week. Ik doe fitness en veel krachttraining. Binnenkort ga ik pilates proberen om lenig te blijven. Je merkt gewoon dat je botten, spieren en gewrichten aandacht nodig hebben. Ik doe het rustiger aan op sociaal gebied. Ik was al nooit zo van de afspraken doordeweeks, maar ga nu helemaal niet meer de deur uit na een werkdag. Ook omdat ik slecht slaap door de overgang, merk ik dat op tijd in bed liggen essentieel is.'

## HORMOONTHERAPIE

Een van de effectiefste manieren om overgangsklachten te verminderen is het nemen van hormonen. Dat heet hormoontherapie en als afkortingen zie je vaak HST (hormoon substitutie therapie) of HRT (*hormone replacement therapy*). De eierstokhormonen in je lichaam zijn afgenomen en door dat enigszins te compenseren, worden de hormoonschommelingen minder heftig. Daarom helpt de therapie tegen veel klachten.

Verpleegkundig overgangsconsulent Joyce: 'Je kunt hormonen onder meer smeren als een gel, sprayen of plakken met pleisters. Je mag in principe maximaal vijf jaar lang hormonen gebruiken. Na elk jaar evalueer je met je huisarts of verpleegkundig overgangsconsulent. Heb je ze nog nodig? Kun je naar een lagere dosering? Geef het altijd minstens zes weken de tijd om een lagere dosering te proberen en stop niet in één keer. Starten en weer stoppen en weer starten en weer stoppen is niet goed voor je, je kunt beter rustig afbouwen.'

De hormonen die je in Nederland voorgeschreven krijgt kunnen synthetisch of bio-identiek zijn. Bio-identieke hormonen zijn nieuwer en in opkomst. Ze zijn lichaamseigen, wat betekent dat ze dezelfde samenstelling hebben als de hormonen die je lichaam zelf maakt. Laat je door de verpleegkundig overgangsconsulent, huisarts of gynaecoloog goed informeren over welke hormonen voor jou het beste zijn en passen bij de fase in de overgang waar jij je in bevindt. Bij de ene klacht is een pil beter, bij de andere kun je beter pleisters plakken of smeren. Hoe snel hormoontherapie effect heeft verschilt per persoon. Soms voelen vrouwen zich binnen enkele dagen of weken al beter, maar het kan ook langer duren.

Nadia Zerouali is blij met de aanvullende hormonen die ze neemt. 'In eerste instantie wilde ik mijn overgangsklachten met een speciaal dieet bestrijden, ik ben immers kok. De boeken van arts Sara Gottfried zijn echt een aanrader, speciaal die over vrouwen en eten in de overgang. Maar ik had toch echt ook hormonen nodig. Ik heb twee pompjes met gel en drie pillen. Nu voel ik me vrolijk en kan ik alles weer, ik doe mijn administratie in plaats van het eindeloos uit te stellen zoals toen ik me zo slecht voelde. De nachten zijn wel onrustig en mijn gewicht is ook nog een ding. Mijn lichaam is niet 100 procent relaxed, de stress is er niet uit. Maar ik ben wel weer opgewekt en energiek.'

## MISVATTINGEN OVER HORMOONTHERAPIE

Over aanvullende hormonen nemen heersen nogal wat onterechte en verouderde vooroordelen en misvattingen, helaas ook bij sommige artsen. Wist je dat maar 5 procent van de vrouwen in Nederland hormonen krijgt? Terwijl dat 15 tot 35 procent is in het buitenland, in Amerika slikt zelfs 40 procent ze.

Gynaecoloog Dorenda van Dijken zegt waar het op staat: ze is 'helemaal klaar met dat gezeik over hormoontherapie'. 'Ik vind dat vrouwen gewoon moeten weten dat het bestaat, dat het veilig is en dat het heel goed kan werken bij ernstige overgangsklachten. Het is simpel: de therapie heeft meer voordelen dan nadelen voor de meeste vrouwen. Als je hinderlijke klachten hebt, ga gewoon voor die hormonen. Je doet jezelf tekort als je het niet doet. Hormoontherapie vult een klein snufje van je hormoontekort aan. Het is een onschuldige hoeveelheid. Ter vergelijking: een jaar hormoontherapie staat gelijk aan een paar weken de anticonceptiepil slikken qua hormonen die je binnenkrijgt (dat is een ruwe schatting van mij). Kortom: hormoontherapie is gezonder voor je dan de pil. Het is bedoeld om de scherpe randjes van het overgangsproces te verzachten, het zorgt als het ware voor wat minder loopings in die achtbaanrit van hormoonschommelingen.

De gezondheidsrisico's van de overgang zelf zijn vele malen groter dan die van hormonen nemen. Heftige overgangsklachten geven een hoger risico op hart- en vaatziekten en verminderen je kwaliteit van leven. Hormonen nemen om beter de overgang door te komen is juist goed voor je omdat je zo gezonder ouder wordt, en daarvan profiteren je brein, je hart en je botten. Waarom zou je niet iets gebruiken dat beter voor je gezondheid op de lange termijn is? Je moet wel jaarlijks op controle als je hormonen neemt en telkens opnieuw afstemmen. En het advies is: gebruik een zo laag mogelijke dosis en niet langer dan nodig is. Als je te lang hormonen slikt, dan kunnen daar nadelen aan kleven.'

Verpleegkundig overgangsconsulent Joyce van Stralen: 'Sommige vrouwen durven het niet aan om hormonen te nemen door die vooroordelen. En dat door een oud onderzoek uit de Verenigde Staten naar het verband tussen hormoontherapie en borstkanker. Op dat onderzoek valt veel aan te merken en het ging daar om een soort hormoon dat in Europa helemaal niet voorgeschreven werd. Dus nogmaals: het is niet slecht voor je om hormonen te gebruiken. Laat je wel goed voorlichten.'

Dorenda: 'Gelukkig staat de jonge generatie artsen er meer open voor, maar de beeldvorming door één onderzoek en de daaropvolgende artikelen is hardnekkig. Die studie ging niet eens over de hormonen die ooit in Europa op de markt zijn geweest. Bovendien kijken we in Nederland altijd naar risicofactoren. Dat is heel belangrijk, want niet elke vrouw kan hormonen slikken of smeren.'

'IK VIND DAT VROUWEN GEWOON MOETEN WETEN DAT HET BESTAAT, DAT HET VEILIG IS EN DAT HET HEEL GOED KAN WERKEN BIJ ERNSTIGE OVERGANGSKLACHTEN'

DORENDA VAN DIJKEN, GYNAECOLOOG

Huisarts Roos de Jong vindt het jammer dat patiënten soms huiverig zijn wat betreft hormoontherapie: 'Onlangs kwam er een vrouw van 53 bij mij op het spreekuur die erg veel last had van de overgang. Ik doe dan onderzoek – onder meer bloed prikken en een echo – en begon over hormoontherapie, maar dat wilde zij niet. Waren er geen vitamines die ze kon nemen, of supplementen? Die weerzin lijkt gebaseerd op onjuiste aannames, zoals dat het ongezond is om hormonen te nemen. Zonde vind ik dat. Want hormonen kunnen haar klachten in potentie enorm verlichten.'

Nadia Zerouali begrijpt die weerzin wel een beetje: 'Ik ben ook zo iemand die niet eens paracetamol slikt bij hoofdpijn, ik hou niet van medicijnen en geloof vooral in goede voeding. Maar ja, mijn lijf vraagt er nu gewoon om. En ik wil wel blijven functioneren.'

Debbie (49) probeerde eerst alternatieve middelen, maar kwam uiteindelijk toch bij hormonen terecht. 'Supplementen en acupunctuur deden niet zoveel. De huisarts vond dat ik hormonen moest proberen. Eerst nam ik ze in tabletvorm, maar dat werkte niet en ik kreeg er hoofdpijn van. Nu plak ik sinds twee jaar pleisters en daar ben ik helemaal blij mee. Twee keer per week plak ik ze op mijn bil. Ik slaap weer en ik ben relaxter. Voor mijn doen ben ik rustig.'

Ook Miriam (50) heeft baat bij hormoontherapie. 'Toen ik zo'n last van opvliegers en nachtzweten had en slecht sliep, raadde een vriendin me eerst aan om een spiraaltje te nemen. Maar toen ik die spiraal eenmaal had, werd ik helemaal gek. Ik was mezelf niet, mentaal gezien, en voelde me heel onprettig. Ik werd down en instabiel.Toen die spiraal eruit was, voelde ik me al snel beter. Maar nog steeds had ik veel last van opvliegers en gebroken nachten. Soms lag ik zo te woelen dat ik amper vier uur slaap haalde, echt heel shit. Na lang aandringen verwees de huisarts me door en gelukkig vond ik een geweldige gynaecoloog bij een goede kliniek. Zij zei: "We gaan je hel-

## 'NEDERLANDSE VROUWEN KLAGEN NIET'

VIRGINIE (52)

pen." Eerst werd ik grondig onderzocht: mijn bloed, mijn baarmoeder, mijn borsten, alles. Daarna kreeg ik hormoonmedicatie op maat. Ik heb een spray. Het had best snel effect en werkt fantastisch. Ik heb geen opvliegers meer en ik slaap goed. Je hoort wel eens dat hormonen nemen niet goed zou zijn. Nou, structureel niet slapen is toch echt veel ongezonder dan wat extra hormonen nemen.'

Virginie (52) was aanvankelijk huiverig voor hormoontherapie, maar ze is er nu heel blij mee. 'De gynaecoloog zei dat ik oestrogeen moest gaan nemen. Zij wist me gerust te stellen en legde uit dat er echt geen verband was tussen de hormonen die zij in de overgang voorschrijft en borstkanker. Ze zei dat wij vrouwen moeten kunnen functioneren, we hebben immers banen en verantwoordelijkheden. Dat is niet vol te houden met zulke overgangsklachten. Door het nemen van oestrogeen voelde ik me bijna als bij toverslag beter, van de ene op de andere dag was mijn leven geen nachtmerrie meer. De opvliegers zijn weg en ik kan weer slapen. Je kunt je niet voorstellen wat een enorme opluchting dat al is. De eerste keer dat ik 's ochtends wakker werd na een héle nacht slapen voelde ik me een ander mens. Ik ben ook niet meer zo stijf 's ochtends, voel me geen honderd jaar oud meer. Ik voel me helder en heb energie. Ik kan weer op woorden komen. Het is een nieuw leven. Had ik maar eerder hormonen gekregen. Weet je? Er is zo veel aandacht voor vrouwen als ze nog vruchtbaar zijn, als ze zwanger zijn en bevallen. Maar daarna lijkt het wel alsof we vergeten worden.

Overigens vind ik het opvallend hoe anders mijn Belgische collega's met de overgang en hormoontherapie omgaan. Zij vonden oestrogeen nemen doodnormaal, dat doe je daar bijna standaard als je in de overgang komt. Terwijl de Nederlandse vrouwen die ik spreek allemaal een "het hoort er nou eenmaal bij"-houding hebben. Nederlandse vrouwen klagen niet, ook al worstelen ze er net zo goed mee. "Doe maar normaal" is het adagium hier. Ook in Frankrijk en Engeland is het de normaalste zaak van de wereld om hormonen te nemen, hoor ik van vriendinnen. Ze wachten daar soms niet eens tot je klachten krijgt. Misschien is dat extreem, maar Nederland is in mijn ogen het andere uiterste. Het doet me een beetje denken aan toen ik kinderen kreeg, hier in Nederland twintig jaar geleden. Hoe artsen en verloskundigen een ruggenprik geven een bizar idee vonden en pijn erbij vonden horen. Toen ik me niet gehoord voelde met mijn overgangsklachten, moest ik denken aan die houding van artsen toen ik mijn kinderen kreeg. Alsof je maar moet lijden en niet klagen.'

## NIET VOOR IEDEREEN

Zijn hormonen altijd de oplossing? Nee. Niet iedereen mag ze nemen en los daarvan: elke vrouw en elk lichaam is weer anders. Of hormonen ook het beste zijn om jou van je overgangsklachten af te helpen, is niet te zeggen. Je moet samen met de huisarts, gynaecoloog of verpleegkundig overgangsconsulent zoeken naar wat bij jou past. Heb je bijvoorbeeld vooral last van hevige menstruatiebloedingen, dan bieden hormonen een minder goede oplossing. Dan kun je beter aan de pil, spiraal of naar de gynaecoloog voor een behandeling genaamd Novasure waarbij je baarmoederslijmvlies wordt verwijderd.

Verpleegkundig overgangsconsulent Joyce: 'Niet elke vrouw die bij mij komt, gaat weg met een advies om hormonen te nemen. Elke vrouw is uniek en maakt haar eigen keuzes. Als je bijvoorbeeld wilt starten met leefstijlaanpassingen, is het beter om eerst te kijken of je daarvan opknapt. Voel je je nog niet helemaal oké? Dan kun je kijken wat er nog meer mogelijk is, bijvoorbeeld hormonen toevoegen. Het is een beetje zoeken en het blijft maatwerk. Het hangt ook af van wat je zelf wilt. De ene vrouw vindt één opvlieger per dag al verschrikkelijk, de ander heeft er dertig en zegt: "Het valt wel mee".'

Niet elke vrouw mag hormonen nemen. Als je ooit borstkanker hebt gehad, mag je bijvoorbeeld geen hormoontherapie. Borstkanker is vaak hormoongevoelig en dus is die ziekte de grootste 'contra-indicatie' – zoals dat in de medische wereld heet – voor hormoontherapie. Als je trombose hebt gehad, moet je voorzichtig zijn, want dan heb je ook een verhoogd risico. Dan is het verstandig om advies te vragen aan een specialist op het gebied van stollingsfactoren. Heb je last (gehad) van migraine met aura – ook wel oogmigraine genoemd – dan moet je je eveneens extra goed laten informeren over hormonen nemen. En als je schildkliermedicijnen slikt, moet je schildklier goed gereguleerd zijn voor je aan hormoontherapie begint.

Zo zijn er nog wel meer ziektes die vrouwen hebben of gehad hebben die een reden zijn om geen hormonen voor te schrijven. Kortom: het is verstandig om altijd goed te overleggen met mensen die er verstand van hebben of en welke hormonen geschikt zijn voor jou.

## ALTERNATIEVEN VOOR HORMONEN

Als je geen hormonen mag of wilt slikken, zijn er alternatieven, zegt gynaecoloog Dorenda: 'Veel vrouwen zijn bijvoorbeeld geholpen met acupunctuur.' Verpleegkundig overgangsconsulent Joyce bevestigt dat: 'Kies voor de traditionele wijze van acupunctuur, met naaldjes. Na zes behandelingen geen resultaat? Dan is het jouw behandeling niet.

Bij psychische klachten kunnen antidepressiva werken. Voor hoge bloeddruk zijn er medicijnen. En bij de pijnpoli kunnen ze je behandelen tegen op-

'HET IS EEN BEETJE ZOEKEN EN HET BLIJFT MAATWERK'

JOYCE VAN STRALEN, VERPLEEGKUNDIG OVERGANGSCONSULENT

vliegers, ze leggen dan een zenuw plat. "Ganglion stellatum-blokkade" heet dat, je kunt er bij de gynaecoloog naar vragen. Helaas is het niet altijd effectief. Supplementen – die je bij de drogist kunt kopen – kunnen soms wat scherpe randjes van de klachten wegnemen, al is er geen wetenschappelijk bewijs voor de effectiviteit. Ik raad het in elk geval niet aan, zonde van je geld. Vitamine D3 nemen is wel verstandig, een gebrek aan vitamine D kan tot moeheid en depressieve klachten leiden. Neem vanaf je vijftigste jaar 10 tot 20 microgram per dag en vanaf 70 jaar kun je wel 25 microgram gebruiken. Magnesium kan helpen bij spier- en gewrichtsklachten, tegen dat stijve gevoel in je lijf dus.'

Gynaecoloog Dorenda vindt alle andere supplementen 'geldverspilling'.

'Het helpt niets.' Verpleegkundig overgangsconsulent Joyce is iets milder en ziet dat het voor een kleine groep vrouwen verschil kan maken. Maar merk je na acht weken geen verschil in de klachten, dan heeft het geen effect en kun je stoppen met de supplementen. Ze waarschuwt wel dat je ook met plantaardige supplementen uit moet kijken als je borstkanker hebt gehad. 'Dan mag je die ook niet. En als je schildkliermedicatie neemt moet je ook voorzichtig zijn met supplementen. Er is zoveel te koop, laat je goed informeren.'

## SLAAPDESKUNDIGE

Is slecht slapen je grootste probleem? Je bent niet alleen. Heel veel vrouwen in de overgang hebben gebroken nachten. Wanhoop niet, er is wel degelijk iets aan te doen. In het eerste hoofdstuk 'De overgang' kon je al lezen wat de basisadviezen zijn als je moeite hebt om in slaap te komen of te blijven. Zoals rust inbouwen vlak voor bedtijd, geen schermpjes meer, minder cafeïne en kappen met die gemberthee (want gember vergroot je kans op opvliegers).

### 'GOED SLAPEN DOE JE EIGENLIJK OVERDAG'

ANNEMARIE PERSYN, GEZONDHEIDSZORGPSYCHOLOOG

Blijven de gebroken nachten? Ga dan naar een deskundige. Niet slapen is immers funest en heeft effect op alles.

Gezondheidszorgpsycholoog Annemarie Persyn is verbonden aan het collectief Slaapmakend, dat mensen met slaapstoornissen helpt. 'Slaapproblemen komen heel veel voor. Onderzoek wijst uit dat wel 10 procent van de mensen last heeft van insomnie, slapeloosheid. Bij vrouwen in de overgang is dat percentage hoger. Dat komt doordat je hormoon progesteron afneemt, dat ook wel het chill-hormoon wordt genoemd. Daardoor ben je sneller gestrest en stress houdt je uit de slaap. Daarnaast hebben veel vrouwen last van opvliegers, nachtzweten, en dat houdt ze wakker.

Slecht slapen heeft een enorme impact op onze gezondheid en ons functioneren overdag, maar toch is slaap een ondergeschoven kindje als het gaat over een gezonde leefstijl. Iedereen heeft het over goede voeding en genoeg bewegen, maar slaap hoort daar ook bij. Slaap houdt je fit, net zo goed als gezond eten en voldoende sporten dat doen. Als je slecht slapen voor lief neemt, levert dat veel onnodige gezondheidsschade op.

Bij Slaapmakend gebruiken we cognitieve gedragstherapie voor insomnie om mensen met slaapproblemen te helpen. Bij de meeste mensen die aan slapeloosheid lijden – of dat nou is doordat ze niet in kunnen slapen, niet doorslapen of heel vroeg wakker worden – speelt stress overdag een rol. Met een gezondere leefstijl en minder stress zul je beter gaan slapen.

Belangrijk is dat je inzicht krijgt in jezelf. Vaak proberen mensen een tijdje één ding zoals minder koffie of de telefoon wegleggen, maar de truc is om het allemaal consequent te blijven doen. Verder is het van belang hoe je omgaat met wakker liggen. Blijf je vechten om in slaap te komen, blijf je stressen omdat het niet lukt en je de volgende dag moet werken? Dat werkt niet. Maar vooral: jezelf overdag de hele dag opjagen en het druk hebben, maar dan 's avonds meteen in slaap willen vallen, dat gaat niet. Je staat dan te veel in de aan-stand. Voor slapen hoef je eigenlijk niets anders te doen dan je eraan overgeven en vertrouwen dat het goedkomt. Maar als je niet inslaapt, lukt dat niet meer. Dan ga je piekeren en stressen en lukt ontspannen niet. Vervolgens heb je nog meer stress vanwege dat slaaptekort, en ben je de hele tijd in een staat van verhoogde alertheid waardoor je je gedachten al helemaal niet meer kunt stoppen. Een vicieuze cirkel is geboren.

Wat je moet leren, is stoppen met vechten en zorgen voor minder stress. Daar hebben we allemaal oefeningen voor en tips. We leggen je heel veel uit over slaap en we begeleiden je echt bij dingen anders gaan aanpakken. En we helpen je je bewust te worden van je ongezonde gewoonten in je denken en je gedrag. Goed slapen doe je eigenlijk overdag. Bewaak overdag je balans en bouw minder stress op, dan lukt slapen veel beter. Dus niet thuiskomen van je werk en met je jas nog aan meteen in pannen gaan roeren en pubers overhoren. Niet alle ballen in de lucht willen houden en niet te hoge eisen aan jezelf stellen. Leer voor jezelf te zorgen.'

Ik begrijp heel goed dat je leven rustiger en minder stressvol maken makkelijker gezegd dan gedaan is. Soms moet je gewoon heel hard werken om financieel rond te komen. En wie moet anders voor die ouders zorgen, op de kleinkinderen passen of die kinderen rondrijden naar clubjes? Het is niet altijd een optie om het rustiger aan te doen, maar kijk wat wel haalbaar is. Als er toch iets uitgesteld kan worden, laat het dan eens uit je handen vallen om in plaats daarvan iets te doen waar jíj behoefte aan hebt. Het mag. Al voelt het misschien als spijbelen, dat is het niet. Je hebt het nodig.

## PSYCHOLOOG

De overgang kan in mentaal opzicht een enorme impact hebben en het kan zelfs zijn dat je jezelf amper nog herkent, dat je je opeens heel depressief – zoals ik – of angstig voelt. Helpen hormonen niet of zijn die geen optie? Zoek dan hulp bij een deskundige.

Psycholoog Kerstin Venhuizen uit Utrecht ziet veel vrouwen in de overgang in haar praktijk. 'Vaak hadden de vrouwen die bij mij terechtkomen helemaal niet door dat ze zich zo voelen door de overgang. En meestal ligt het ook niet alleen maar aan de overgang. Het gaat namelijk ook over hoe je ermee omgaat en hoe je naar je lijf kijkt.

De overgang valt voor vrouwen bovendien in een periode in hun leven waarin er veel gebeurt: kinderen die groter worden of puberen, relaties die veranderen, ouders voor wie je zorgt, werk dat niet meer bevalt. Scheidingen zie je ook heel vaak juist in die periode. Het is een soort reflectiefase voor veel vrouwen, waarin ze zich afvragen: wat wil ik nou eigenlijk verder nog in mijn leven? Wat wil ik anders?

Je kunt het als een kans zien (het is heel modieus tegenwoordig om overal maar iets positiefs in te moeten zien), maar in eerste instantie is de overgang gewoon verrekte moeilijk en niet leuk. Je kunt er emotioneel ontzettend labiel door worden. Dat je alles niet meer zo goed overziet en zelfs in de war bent. Mijn eerste reactie is dan ook: wat rot en vervelend voor je. Laten we kijken wat we kunnen doen zodat je hier beter mee om kunt gaan. Laten we uitzoeken hoe je dit verlies van een deel van je leven kunt dragen, en hoe je kunt dealen met je veranderde psyche en lichaam.

Elk mens is anders. Voor de een verlicht hormoontherapie veel klachten, de ander heeft meer aan psychotherapie, antidepressiva of acupunctuur, ik hoor veel goeds over oor-acupunctuur. Je kunt ook orthomoleculair kijken, naar vitamines en mineralen. Ik adviseer om iets te gaan uitproberen waar jij in gelooft. Werkt dat niet? Dan zoek je verder. Het is helaas soms een lange weg, en een goede psycholoog om je te begeleiden en met je mee te denken is een aanrader.'

## ACCEPTATIE

Als je eenmaal weet dat je in de overgang bent en waarom je klachten hebt, kan dat al helpen. Ik bedoel niet dat je het er maar bij moet laten zitten en geen hulp moet zoeken, maar accepteren dat dit de fase is waar je in zit, maakt soms al verschil uit. Verpleegkundig overgangsconsulent Joyce: 'Sommige vrouwen hebben er echt al veel aan als ze kunnen plaatsen waarom ze zich zo voelen, als ze weten hoe het komt. En alleen al door die acceptatie verminderen klachten soms of worden ze als minder heftig ervaren. Maar dat is natuurlijk bij iedereen anders.'

Volgens psycholoog Kerstin is dat wat in de kern het meeste helpt bij alles, en niet alleen de overgang: 'Aanvaarden dat het gebeurt. Je mag er zeker over vloeken, tieren en huilen. Maar als je dan beseft dat het gewoon zo is, zo werkt, dan helpt dat. Klachten kunnen daardoor verminderen. Voor alles in het leven geldt: hoe meer je je er zorgen om maakt en je ertegen verzet, hoe erger het wordt. Als je vindt dat wat je voelt weg moet, geeft dat stress. Het scheelt een hoop als je kunt aanvaarden dat het gewoon zo is.'

‘ALS JE HINDERLIJKE KLACHTEN HEBT, GA GEWOON VOOR DE HORMOMEN’

GYNAECOLOOG
DORENDA VAN DIJKEN

# OM TE ONTHOUDEN

1. Naar een verpleegkundig overgangsconsulent gaan is de beste eerste stap bij overgangsklachten. Je vindt er een bij jou in de buurt via de website van de WOC, de vereniging van verpleegkundig overgangsconsulenten.

2. Je leefstijl aanpassen is een belangrijke manier om klachten te verminderen. Gezond eten, bewegen en vooral: zorgen dat je minder stress hebt. Balans in je leven is nu essentieel.

3. Je kunt naar de huisarts gaan met je klachten. Dat moet sowieso als je hormonen voorgeschreven wilt krijgen. Zorg dat je goed voorbereid bent, want niet alle huisartsen zijn alert op de overgang en up-to-date wat betreft hormoontherapie.

4. Een van de manieren om overgangsklachten te verminderen is het nemen van hormonen. Je slikt of smeert deze hormonen, meestal oestrogeen of progesteron. Dat heet hormoontherapie of HST, hormoon substitutie therapie.

5. Hormoontherapie is veilig. Het heeft meer voordelen dan nadelen voor de meeste vrouwen.

6. Niet iedereen mag hormonen nemen. Als je borstkanker hebt gehad mag het bijvoorbeeld niet. Alternatieven zijn onder meer acupunctuur en specifieke behandelingen, therapie of medicatie voor de symptomen die jij hebt. Een goede psycholoog kan je begeleiden bij mentale klachten.

# 6

# HET VERBODEN WOORD

## WEG MET DE SCHAAMTE, HET CALVINISME EN DE SPOT

# Caroline

Toen ik een tiener was, gooide mijn moeder eens uit boosheid een bord spaghetti door de kamer. Achteraf denk ik nu: dat was de overgang. Ze was rond de vijftig en hield ook megaveel vocht vast. Mijn moeder kwam met haar overgangsklachten terecht bij een gynaecoloog die haar tijd ver vooruit was. Zij schreef mijn moeder homeopatische medicijnen voor, en dat was al heel wat voor de jaren tachtig. Mijn moeder vertelde mij wel over haar overgangsklachten, maar vroeger was het gebruikelijk om het voor jezelf te houden. De overgang, daar praatte je niet over, dat onderging je.

Nu is er veel meer openheid en ik denk dat dat heel belangrijk is. Maar we zijn er nog lang niet. Niet voor niets riep ik zelf altijd: 'Ik doe niet aan de overgang.' Het is namelijk nog steeds iets onaantrekkelijks in de ogen van de maatschappij. Ben je in de overgang, dan ben je er 'zo een', dan ben je oud, die vrouw met die opvliegers. Helemaal in mijn vak als televisiepresentator – waar vrouwen allemaal jong en aantrekkelijk moeten zijn – wilde ik niet met de overgang geassocieerd worden. Leco maakte altijd grapjes over oudere vrouwen die chagrijnig waren, dat waren 'hormoonloze vrouwen'. Dat doetie nu niet meer, hoor. Toen hij meemaakte hoeveel impact de overgang op mij had, zei hij meteen 'Dat ga ik nooit meer zeggen.' Het slaat ook nergens op dat we doen alsof je niet leuk en niks meer waard bent als je ouder wordt. Het tegendeel is waar. Wij vrouwen in en na de overgang hebben meer levens- en werkervaring, we kunnen meer. Als ik hoor dat vrouwen in de overgang zelfs hun baan verliezen omdat er geen begrip is voor hun klachten, word ik daar woedend van. Dat is toch schandalig? Een hele groep vrouwen die zomaar wordt weggezet, terwijl ze zoveel bij te dragen hebben. Dat moet anders.

Jarenlang heb ik niet gepraat over mijn overgang en de klachten die ik had. Ik ben niet een heel eenkennig iemand, maar de angst dat het in de publiciteit zou komen, weerhield me er destijds van om het aan veel mensen te vertellen. Als bekende Nederlander was ik bang dat het op straat zou komen te liggen. Ik schaamde me ervoor. Hoe eenzaam ik me ook voelde, ik wilde niet vertellen wat er met me aan de hand was, bang om uitgelachen te worden. En daarna hield ik nog steeds mijn mond. Tot dat moment, ongeveer twee jaar nadat ik was opgeknapt, dat ik opeens dacht: wat gek eigenlijk, dat ik er niets over durf te zeggen.

## 'DAN BEN JE DIE VROUW MET DIE OPVLIEGERS'

CAROLINE

Op een brainstorm op mijn werk heb ik het hele verhaal verteld. Ik zei: 'Hier moeten we iets mee.' Ik keek naar zeven zwijgende gezichten, iedereen viel stil. Ze konden er niets mee. Ik kon wel door de grond zakken, zo vreselijk was het. Zie je wel, dacht ik, het is een non-onderwerp. Maar daarna bleef het aan me knagen, ik wilde het uit de taboesfeer halen. Ik had me zo eenzaam gevoeld, dat gun ik niemand.

Toen dacht ik aan Nada van Nie, ik ken haar al heel lang en wist dat ze documentaires maakt. Samen met Hadewijch van Velzen kwam ze langs en ik vertelde mijn verhaal, hoe depressief ik van de overgang was geraakt. Ze waren in shock. Dat hadden ze helemaal niet verwacht bij mij. Ze hebben mij toen geïnterviewd en een ruwe montage gemaakt voor RTL, die zeiden meteen: 'Dit gaan we doen.' Ze vroegen: 'Weet je zeker dat je het wilt vertellen, je kwetsbaar op wilt stellen?' Ja natuurlijk wist ik dat. Het werd de documentaire *Het Verboden Woord*, te zien op Videoland (dat van RTL is). Ik ben nog steeds heel blij dat ik het heb gedaan. De overgang is niet iets om je voor te schamen, het moet geen verboden woord zijn. We moeten er juist open over zijn.

## PRATEN = SUPPORT

Meer openheid over de overgang is allereerst nodig zodat vrouwen geen schroom meer voelen om erover te praten. Praten helpt. Pot het niet op en vertel je omgeving wat je doormaakt. Je hoeft het allemaal niet alleen te doen. Van mijn part gooi je het eruit bij die wildvreemde vrouw die naast je op de bus zit te wachten. We worstelen er allemaal – in welke vorm dan ook – mee en gedeelde smart is halve smart.

Bovendien kunnen lotgenoten goede tips hebben. Dat vindt ook ervaringsdeskundige Miriam (50): 'We praten er te weinig over. Het is niet sexy, je bent bang bestempeld te worden als een oude muts waar geen lol meer mee te beleven valt. Wat een onzin. Bovendien: de overgang hoort er gewoon bij. Ik was heel blij dat ik er met vriendinnen over praatte. Dankzij een vriendin kreeg ik de tip om naar een goede gynaecoloog te gaan die mij geweldig geholpen heeft met uitgebreid onderzoek en hormonen. Nu stuur ik zelf vriendinnen naar hem toe.'

Tanja (46): 'Ik vertel het gewoon. Mijn omgeving merkt immers ook dat ik klachten heb, bijvoorbeeld een opvlieger. Dus als het ter sprake komt – ook op mijn werk – praat ik erover en met vriendinnen bespreek ik het uitgebreid. Het geeft herkenning en dat is prettig.' Wij vrouwen moeten elkaar steunen, en dat kunnen we ook. Als we maar weten wat de ander doormaakt.

Schrijfster Susan Smit zegt het heel mooi in een 'brief aan vrouw in de overgang' die ze voor het magazine *Happinez* schreef: *Je bent niet alleen. Zoek an-*

*dere vrouwen op die in de overgang zijn, als je dat nog niet deed, doorbreek de schroom, mocht je die voelen, en déél. Vraag. Wissel uit. Vergelijk. Herken en verwonder. Lach tranen met tuiten om de soms hevige menstruaties die zonder enige regelmaat komen en gaan, je wattige hoofd waardoor je ineens niet op het woord 'koelkast' kunt komen of je prikkelbaarheid waardoor je huisgenoten met een boogje om je heen lopen. Koester het verwantschap met je zusters dat geluk en verbondenheid kan brengen.*[10]

## TABOE EN MAATSCHAPPIJ

Het is natuurlijk niet voor niets dat we niet of weinig praten over de overgang. De overgang is 'niet sexy'. Je bent niet meer vruchtbaar, dus heerst de misvatting dat je leven voorbij is en je niets meer toevoegt. Dat niet-sexy-stempel op de overgang maakt het erger dan het al is: niet alleen heb je klachten, je schaamt je er ook nog eens voor. Dat geeft allemaal extra stress.

Tanja (46) praat er gelukkig wel over, maar herkent toch het stigma. 'Het is zo'n gevoel van: jeetje, ben ik al in die fase beland? Toch confronterend. Ben ik al zo oud?'

Televisiekok Nadia Zerouali merkt dat mensen zelfs fysiek terugdeinzen als het woord overgang valt. 'Je ziet ze soms in de stress schieten als je het ter sprake brengt. Alsof het iets engs is. Of ze maken er grappen over. Nu ben ik erg voor grappen maken, maar niet voor wegzetten. Wij – vrouwen in de overgang – mogen erover geinen, ík mag erover grappen, maar anderen niet. We moeten de overgang wel serieus nemen. Als een grap een ingang is om er echt over te praten, prima. Maar niet zoals nu vaak gebeurt: erover geinen en daarmee de overgang als iets voor oude of zeurende vrouwen wegzetten. Ik zit juist in de bloei van mijn leven.'

Dat de overgang nog steeds een beetje een taboe is, is niet oké. Volgens psycholoog Kerstin Venhuizen, die veel vrouwen in de overgang helpt in haar prak-

10 https://www.happinez.nl/body-yoga/brief-aan-vrouw-in-de-overgang/

tijk in Utrecht, geldt dat voor wel meer dingen. 'Over psychische problemen, bijvoorbeeld depressiviteit, praten we ook weinig. En zeker als het over vrouwen gaat die ermee worstelen. Wat dat betreft hebben vrouwen nog altijd een achtergestelde positie. Het beeld heerst dat je als vrouw jong en slank en weet-ik-veel-wat-allemaal moet zijn. Daarnaast is er veel minder onderzoek gedaan naar het vrouwenlichaam en de klachten waar vrouwen mee worstelen dan naar die van mannen. We weten er minder over. Laatst had ik een man aan de telefoon die klaagde dat zijn vrouw minder seks wilde. "Ze zeurt over de overgang." Ik wilde hem wel door de telefoon trekken. Vroeger was het hoofdpijn en nu is het de overgang. Alsof vrouwen zich aanstellen, dat is zo typisch. Ik vroeg aan die man of hij enig idee had wat er allemaal verandert in het lichaam van een vrouw als ze in de overgang komt. Dat had hij niet, en dat is het probleem.'

Er is weinig kennis over de overgang bij mannen, vrouwen, werkgevers, hulpverleners, kortom: bij de hele maatschappij. Door onze mond open te doen, kunnen we er misschien eindelijk eens voor zorgen dat de maatschappij

'JE BENT NIET MEER VRUCHTBAAR, DUS HEERST DE MISVATTING DAT JE LEVEN VOORBIJ IS EN JE NIETS MEER TOEVOEGT'

CAROLINE

zich instelt op het feit dat alle vrouwen nou eenmaal door de overgang gaan, en dat dat gevolgen kan hebben. De overgang moet normaal worden, niet iets raars of iets dat je binnenskamers houdt en lijdzaam in je eentje ondergaat. 'De lacherigheid moet eraf,' vindt ook schrijfster Susan Smit. 'Als mannen dit hadden, zouden de hele maatschappij en het bedrijfsleven erop ingericht zijn. Gelukkig is er steeds meer aandacht voor. In *Sex and the City: And Just Like That* had Charlotte er last van, en ook in de Deense serie *Borgen* kwam het voorbij. In *Oogappels* heeft Merel opvliegers. De overgang is dan niet het hoofdthema, het hoort er gewoon bij. Als ik dat zie, zit ik innerlijk te juichen. De overgang krijgt eindelijk gewoon een plek.'

## CALVINISME

Er is nog een reden dat we in Nederland weinig horen over de overgang, zeggen deskundigen. Namelijk onze calvinistische inborst. 'Doe maar normaal, dan doe je al gek genoeg' of 'stel je niet aan'. En die mentaliteit steekt vooral de kop op als het om vrouwen gaat, denkt psycholoog Kerstin: 'Het wordt heel langzaam ietsje minder. Maar als de overgang in de publiciteit is, zie je al snel weer mensen klagen dat er zoveel over gepraat wordt. We mogen vooral niet "overdrijven".

Dat calvinistische wordt ons van jongs af aan geleerd. Verkouden? Gewoon naar school gaan. Doorgaan, niet klagen. Op zich is er niets mis met de instelling dat je moet doorbijten. Maar dan wel op voorwaarde dat je contact blijft houden met je lichaam. Op wilskracht kom je heel ver, maar schakel niet een deel van je lichaam uit. Als je je lichaam structureel negeert, is dat ongezond en krijg je klachten. Een bikkel zijn betekent niet dat je over je grenzen gaat. Dan gaat het namelijk fout.'

Virginie (52) is Française en woont in Nederland. Zij ziet zoals gezegd een duidelijk verschil tussen Franse en Nederlandse vrouwen. 'Alle vrouwen willen graag sterk zijn, maar Nederlanders zijn daar nog fanatieker in. Klagen hoort hier niet. Dat is nieuw voor mij, want in Frankrijk is die mentaliteit heel anders. Nederlanders doen altijd alsof alles goed gaat, vrouwen laten zelden merken dat ze ongesteld zijn of ergens anders last van hebben. Franse vrouwen zijn misschien het andere uiterste, die klagen altijd, ha ha. Op zich is die cultuur van doorbijten in Nederland prima, maar wat me eraan stoort is dat die er geen rekening mee houdt dat iedereen verschillend is. Die cultuur kan bij veel mensen passen, maar nooit bij iedereen. Dus welke impact heeft zo'n stel-je-niet-aan-cultuur op jou? Wat als het voor jou niet werkt om je pijn te moeten verzwijgen en stoer te moeten doen? Daar moeten we ons bewust van zijn.'

Ook Nadia Zerouali signaleert een 'stel je niet aan'-mentaliteit bij sommige mensen: 'Mijn moeder van 62 heeft al twaalf jaar lang ellende door de overgang: huilen, opvliegers, dik worden. Doordat iedereen steeds zegt dat het erbij hoort, heeft ze nooit hulp gezocht. Zonde, want met hormonen had ze een leuk leven kunnen hebben de afgelopen twaalf jaar in plaats van al die ellende. Toen ik zelf zo'n last kreeg van de overgang, begreep ik dat "stel je niet aan" helemaal niet. Ik voelde me serieus kutter tijdens de overgang dan toen mijn man overleden was. Miserabel tot in mijn botten. Ik hoop echt dat de

'EEN BIKKEL ZIJN BETEKENT NIET DAT JE OVER JE GRENZEN GAAT'

KERSTIN VENHUIZEN, PSYCHOLOOG

wereld verandert in een plek waar wij vrouwen er mogen zijn. Dit hoort erbij. We mogen en moeten erover praten.'

Dat calvinisme draagt er misschien ook aan bij dat we in Nederland zo terughoudend zijn met hormoontherapie. Of het nou door de doe-maar-normaal-mentaliteit kwam of niet, Debbie (49) had schroom om hormonen te nemen. 'Ik wist wel dat hormoontherapie bestond, maar ik had er geen positief gevoel bij. Ik dacht dat ik het niet nodig had, dat de overgang erbij hoorde en prima te doorstaan was. Maar zo werkt het niet. Je hebt niet in de hand hoe het je beïnvloedt, ik had mezelf niet meer onder controle. Dankzij hormoontherapie is dat weg, ben ik rustiger geworden en slaap ik weer.'

## EEN SLIMME MEID...

Praten over de overgang zorgt niet alleen voor meer begrip in de maatschappij en steun van je omgeving, het heeft nog een groot voordeel. Namelijk dat ook jonge vrouwen erover horen, vrouwen die zelf nog lang niet in de overgang zitten. En laat het nou hartstikke nuttig zijn om te weten welke fases je later in het leven allemaal tegen kunt komen. Dus geef dit boek aan je dochter, nichtje of buurmeisje. En jonge vrouwen van nu: wees geïnteresseerd in wat er gaat gebeuren. De overgang is iets waar je best al eens over mag nadenken, ook al is het nog een ver-van-je-bedshow.

Schrijfster Susan Smit (48) heeft al jaren boeken over de overgang in huis. 'Ik vond de overgang altijd al interessant en ik bereid me graag voor.' Virginie (52) daarentegen, had zich er amper in verdiept en keek heel anders tegen de overgang aan dan die bleek te zijn. 'Ik dacht altijd dat de overgang een opluchting zou zijn: niet meer ongesteld en niet meer vruchtbaar, dus geen anticonceptie meer. Dat was mijn idee van wat de overgang was. Het leek me heerlijk. Toen ik op mijn 48ste niet meer ongesteld werd, deed ik een zwangerschapstest.

> 'HET ENIGE WAT HELPT IS HET GEVOEL DE RUIMTE GEVEN'
>
> SUSAN SMIT, SCHRIJFSTER

Ik was helemaal niet klaar voor de overgang, in plaats daarvan dacht ik dat ik nog een kind kreeg. En toen ik wist dat ik niet zwanger was, maar dat het de overgang was, dacht ik nog steeds: handig, niet meer ongesteld worden. Nou, het bleek een nachtmerrie.'

Hoewel Susan Smit nog in de voorfase zit, heeft ze al bedacht hoe ze het aan gaat pakken straks, als ze midden in de overgang zit: 'Mijn strategie voor de overgang zal zijn om een jaar of langer wat minder productief te zijn. Ik schat zo in dat de overgang best wat impact gaat hebben. Ik ben bijvoorbeeld erg gevoelig voor stemmingswisselingen voordat ik ongesteld moet worden. Ze zeggen dat als je flink last hebt van PMS (premenstrueel syndroom), je je borst nat kunt maken voor de overgang. Nou, PMS heb ik altijd; zo'n dag dat ik denk: wat is er toch met me aan de hand, en in mijn agenda kijk en denk: o ja. Dan moet ik dus ongesteld worden. Een regenwolk hangt dan boven mijn hoofd: ik vind niks leuk en alles is me te veel.

Nu heb ik met mijn werk de luxe dat ik mijn eigen tijd kan indelen. Dus ik weet gewoon dat ik op die dag even niet de belastingdienst moet bellen of iets ingewikkelds doen. Op zo'n dag ben ik lief voor mezelf en doe ik rustig aan, ik keer me naar binnen. Het enige wat helpt is het gevoel de ruimte geven. Dat typische hormonale bedrukte gevoel is niet te overschreeuwen, je hebt je ertoe te verhouden. Bovendien: als je het steeds wegduwt, raak je de waarde ervan kwijt. Want ja, er zit ook waarde in weemoedigheid en kwetsbaarheid. Die hevige gevoeligheid helpt om je blik op je leven en jezelf scherp te krijgen. Dus zo'n PMS-dag gebruik ik om extra lang te mediteren en op te schrijven wat er aan me knaagt. De emoties die je gedurende de maand succesvol hebt onderdrukt, komen misschien naar boven en eisen hun plek op.

Doe je dat, die plek geven, dan kun je er de waarde van zien en heb je het gebruikt door even niet door te jakkeren. Het heeft nut. Dat wordt ook mijn strategie met de overgang, als die mij dezelfde regenwolk boven mijn hoofd gaat geven. Dan doe ik het rustiger aan en maak ik ruimte voor dat gevoel. Maar ik ben ook nu, in de voorfase van de overgang, al begonnen met wat supplementen slikken. En ik eet meer broccoli en noten, zorg dat ik minder suiker binnenkrijg. Ik doe aan yoga, soms pilates en wandel veel. Ik ben me op allerlei vlakken al aan het voorbereiden op het moment dat die overgang zich echt aandient.'

## WERK EN OVERGANG

Op het werk hoort 'overgang' al helemaal geen verboden woord zijn. Werkgevers zouden beter kunnen reageren op vrouwen in de overgang. Nog te vaak weten bazen niet zo goed wat ze aanmoeten met personeel dat vanwege overgangsklachten minder goed functioneert of ziek thuis zit. Terwijl het om grote aantallen gaat. Een korte opsomming van wat schokkende cijfers uit de Nationale Enquête Arbeidsomstandigheden van onderzoeksinstituut TNO en statistiekbureau CBS: in 2021 gaven 173.000 vrouwelijke werknemers aan dat overgangsklachten weleens van invloed op hun werk waren. Een derde van de werknemers in de overgang zegt soms minder goed te functioneren op het werk. Omdat ze pijn hebben, moe zijn of moeite hebben met focussen. Veel vrouwen geven aan dat ze tegen ongemakkelijke situaties aanlopen op de werkvloer, bijvoorbeeld doordat ze tijdens hun werk opvliegers hebben, last van stemmingswisselingen of doordat ze doorlekken. Bijna een derde van de vrouwen met overgangsklachten zegt dat ze niet gemakkelijk meer kunnen voldoen aan de psychische eisen van het werk. Ruim de helft van de vrouwen met klachten heeft behoefte aan meer ondersteuning of begrip op de werkvloer, vooral van hun leidinggevende.[11]

Sorry voor al die getallen achter elkaar, maar dit is belangrijk. De cijfers tonen namelijk aan dat het om veel vrouwen gaat en dat er actie nodig is. Als we op een enquête van vakbond CNV afgaan, zijn de cijfers misschien nog wel veel hoger dan gedacht. Eén op de tien vrouwen krijgt volgens die enquête een burn-out door de combinatie overgangsklachten en werk. Eén op de vijf vreest voor haar baan als ze haar klachten op het werk bespreekt en meer dan een kwart is bang haar carrièrekansen te schaden. Zaken die met menstruatie, zwangerschap, bevallen en de overgang te maken hebben, zijn in Nederland nog steeds omgeven door mystiek, ziet vakbond CNV, ook de overgang is taboe.

11 Dit melden het CBS en TNO op basis van een vervolgmeting van de Nationale Enquête Arbeidsomstandigheden (NEA). https://www.cbs.nl/nl-nl/nieuws/2022/20/helft-werknemers-in-overgang-ondervindt-hinder-op-werk

Terwijl de harde cijfers voor zich spreken: het ziekteverzuim onder vrouwen in de overgang is hoog.

Het CNV vermoedt, afgaand op de enquête, dat veel meer vrouwen dan gedacht in hun werk gehinderd worden door overgangsklachten. In veel vitale sectoren zoals zorg, onderwijs en welzijn gaat het zelfs om de overgrote meerderheid van alle vrouwelijke werknemers. Daniëlle Woestenberg van vakbond CNV vindt dat er snel iets moet gebeuren: 'De generaties vrouwen vóór ons werkten niet of minder. We zien nu dus voor het eerst dat vrouwen die door de overgang gaan massaal nog aan het werk zijn. Bijvoorbeeld in het onderwijs. En dat is pittig. Als jij op een basisschool vanaf 's ochtends vroeg dertig kleuters moet onderwijzen, kun je niet makkelijk even pauze nemen vanwege

IN 2021 GAVEN 173.000 VROUWELIJKE WERKNEMERS AAN DAT OVERGANGSKLACHTEN WELEENS VAN INVLOED OP HUN WERK WAREN

die hevige bloeding of opvlieger. Je kunt niet rustig aan doen vanwege een slechte nacht. Wat wij zien is dat dat zo ingewikkeld en soms gênant is voor vrouwen dat die vrouwen zelf dan maar beslissen minder te gaan werken, of zelfs stoppen met hun baan. Doodzonde natuurlijk, want we hebben die werknemers hard nodig. En voor vrouwen zelf is het ook niet goed, want die bouwen minder pensioen op.

In praktische beroepen is er – naast de formele druk van leidinggevenden – ook de sociale druk van collega's: wat jij niet doet, moet je collega doen. Vrouwen zijn heel loyaal en gaan lang door tot ze zich genoodzaakt voelen de stekker eruit te trekken. Terwijl dat niet nodig is, als werkgevers maar een beetje meedenken. Het kan al heel veel schelen als je een extra pauze mag nemen, wat later beginnen of een plekje hebt waar je rustig je opvlieger kunt uitzweten. Vrouwen worden nog te vaak geframed als zeikerds in onze maatschappij, als een vrouw iets heeft dan "piept" ze. Dat is onterecht en het helpt niet, het levert verzuim op en dat kost ons handenvol geld als maatschappij. We moeten elkaar serieuzer nemen. We moeten vrouwen serieuzer nemen.'

Ook in het televisieprogramma *De Publieke Tribune* hamerden deskundigen erop dat er iets moet gebeuren. Vrouwen zijn noodzakelijk voor de samenleving, we kunnen het ons niet permitteren om hen te verliezen op de arbeidsmarkt, zeggen ze. Vrouwen krijgen bijvoorbeeld de diagnose burn-out, terwijl overgangsklachten eigenlijk de oorzaak zijn en die vrouwen met aanpassingen door zouden kunnen werken. Er is op zeer korte termijn een stevig plan van aanpak nodig om zo veel mogelijk vrouwen tussen de 45 en 65 jaar binnenboord te houden, denken de experts.

## 'DE OVERGANG WAS GEEN GELDIGE REDEN OM ME ZIEK TE MELDEN'

KAATJE (60)

Kaatje (60) weet hoe lastig het is als je niet meer zo veel werk kunt verzetten. Zij is zzp'er en werkt als psycholoog. Ze heeft een arbeidsongeschiktheidsverzekering waarmee je als zelfstandige een vergoeding krijgt als je minder kunt werken door ziekte. Kaatje: 'Ik sliep zo slecht door de overgang dat ik geen hele dagen meer kon werken. Ik wilde in de ochtend wat minder uren maken, want na zo'n extreem rottige nacht lukte het me gewoon niet. Om een beroep op mijn verzekering te kunnen doen, had ik een verklaring van de huisarts nodig. Die had weinig begrip. Hij stelde voor dat ik wat meer ging wandelen, dat zou me wel moe maken. Ik hield mijn poot stijf en met veel tegenzin gaf hij me de verklaring dat ik door slaapgebrek door de overgang minder kon werken.

Maar vervolgens zei de verzekering dat de overgang geen geldige reden was om me ziek te melden. Ik ben toen zo boos geworden. Geen geldige reden? Ik functioneerde duidelijk minder door de overgang. Ik heb weleens bij een cliënt naar zijn vader geïnformeerd terwijl die al overleden was, zo erg! Dat kwam puur doordat ik minder scherp was door de overgang.

Ik heb het besluit van de arbeidsongeschiktheidsverzekeraar aangevochten en gewonnen, maar de strijd kostte heel veel energie. Energie die ik in die periode nou juist niet in overvloed had. Het is te zot voor woorden hoe weinig begrip er bij werkgevers, zorgverleners en verzekeraars is voor de impact van de overgang.'

Virginie (52) ging lang door met werken tijdens haar 'nachtmerrie-overgang' zoals ze het noemt, maar ze vraagt zich achteraf af hoe. 'Uiteindelijk ging het echt niet meer. Ik voelde me te slecht. Toen kwam ik ziek thuis te zitten.'

Debbie (49) werkt als docent. Zij maakte haar overgangsklachten al snel bespreekbaar op de school waar ze werkt. 'De directeur van mijn school heeft vervolgens geregeld dat ik ondersteuning kreeg via personeelszaken. Zo mocht ik een tijdje een wandelcoach inschakelen, dat betaalden zij. Daar had ik veel aan en het werkte ook preventief: ik heb me mede daardoor nooit hoeven ziekmelden. Ik denk dat het helpt dat op mijn basisschool meer vrouwen, ook oudere vrouwen, werken. Zij herkennen het en begrijpen het. Ik ben nooit thuis gebleven, maar ik kan me voorstellen dat je niet meer kunt werken als je bijvoorbeeld heel depressief bent of doodmoe. In Nederland moet het bedrijfsleven de overgang serieuzer nemen. Vaak denken vrouwen rond de vijftig dat het een burn-out is terwijl de oorzaak hormonaal van aard is.'

Annette (55) vond het soms echt een worsteling om haar werk te blijven doen tijdens de dagen dat ze ongesteld was. 'Aan de beginfase van de overgang werd mijn menstruatie opeens heel heftig, met veel bloedverlies en erge buikpijn. Ik lekte regelmatig door tijdens werkafspraken. Zo ongemakkelijk. De buikpijn was ook niet te doen. Ik functioneerde op die dagen echt minder, maar vond het lastig om op mijn werk te zeggen dat ik ongesteld was. Dus buffelde ik met veel moeite door, want me elke maand ziek melden leek me geen optie.'

## ONDERSTEUNING

Waar het allemaal op neerkomt, is dat er genoeg ondersteuning moet zijn voor vrouwen in de overgang. Op elk vlak. Hoe minder taboe de overgang is, hoe meer kans dat onze maatschappij ingesteld raakt op deze fase in het leven van vrouwen.

Psycholoog Kerstin Venhuizen: 'Als mannen dit zouden doormaken, zat hulp bij de overgang allang in de basisverzekering. Dan had je vast al zoiets als overgangsverlof, vrije dagen bij overgangsklachten. Momenteel is er veel te weinig toegankelijke hulp voor vrouwen in de overgang. Het zou goed zijn als dat multidisciplinair wordt aangepakt, dus niet alleen voorlichting, maar ook fysieke hulp, sociale steun en psychische begeleiding.'

En zo blazen we dit op een na laatste hoofdstuk uit zonder OOM, Overgang Omdenk Moment. Want weet je? Taboes leiden gewoon nooit tot iets positiefs. Klaar. Dit gaan we niet omdenken, dit gaan we veranderen, met z'n allen. Noem het een **OAM: Overgang Actie Moment**. Tijd voor meer kennis bij werkgevers en betere tegemoetkoming van vrouwen op de werkvloer met overgangsklachten. Gewoon, een beetje flexibiliteit. Dat is nodig. Ter compensatie is trouwens het volgende – alweer laatste – hoofdstuk, één groot OOM. Want de hoopgevende boodschap blijft: het komt goed!

# OM TE ONTHOUDEN

---

1. De overgang is een taboe omdat het iets onaantrekkelijks heeft in de ogen van de maatschappij. Ben je in de overgang, dan ben je oud en afgeschreven (maar niets is minder waar!).

---

2. Meer openheid over de overgang is allereerst nodig zodat vrouwen geen schroom meer voelen om erover te praten. Praten helpt. Vertel je omgeving wat je doormaakt.

---

3. Er is weinig kennis over de overgang bij mannen, vrouwen, werkgevers, hulpverleners, kortom: in de hele maatschappij. Door onze mond open te doen, kunnen we dat misschien veranderen.

---

4. Er is nog een reden dat we in Nederland weinig horen over de overgang: onze calvinistische inborst – 'doe maar normaal, dan doe je al gek genoeg'. Dat weerhoudt vrouwen ervan zich uit te spreken of om hulp te zoeken en bijvoorbeeld hormonen te nemen.

---

5. Praten over de overgang is ook goed omdat jonge vrouwen er dan over horen. Het is immers hartstikke nuttig om te weten welke fases je in het leven allemaal kunt tegenkomen. Dus koop dit boek voor je dochter, nichtje of buurmeisje.

---

6. Werkgevers moeten beter reageren op vrouwen in de overgang. Nog te vaak weten bazen niet zo goed wat ze aan moeten met personeel dat minder functioneert of ziek thuis zit door overgangsklachten. Vrouwen gaan soms zelf maar minder werken, terwijl dat met wat simpele aanpassingen vaak niet eens nodig is.

# 7

# LANG EN GELUKKIG

HET KOMT ALLEMAAL GOED!

# Caroline

*I was a buffoon and an idiot until the age of forty* is een bekende uitspraak van popicoon en sterke vrouw Madonna (inmiddels een zestiger, maar ze doet nog steeds precies wat ze wil). Ik was een clown en een idioot tot mijn veertigste, betekent dat ongeveer. Nu zou ik de jonge Caroline Tensen geen idioot noemen, maar ik ben het met Madonna eens dat het alleen maar beter wordt in de tweede helft van je leven. Als je midden in de overgang zit en er veel last van hebt, is dat misschien lastig te geloven, maar ook voor jou ligt er een goed einde van deze fase in het verschiet.

Ik geef toe dat dat makkelijk gezegd is, ik heb het immers (grotendeels) achter de rug. Toch ga ik het nog eens zeggen, want ik hoop dat het je hoop geeft: mijn overgang was horror en ik ben er niet alleen doorheen gekomen, ik ben er ook sterker uitgekomen. Ik ben die overgangskilo's allemaal kwijt en dat is heerlijk. Gewicht is belangrijk voor mij, zonder dat het obsessief is. Niet alleen vanwege mijn beroep als televisiepresentator, ik heb nou eenmaal een prettig gewicht nodig om me lekker te voelen. Ik weet nu precies wat ik kan eten, maar drink nog steeds een wijntje en zet een lekkere borrelplank op tafel. Ik weet precies wat er op die plank kan en in welke hoeveelheid. Niet alleen heb ik een gewicht waar ik me goed bij voel, ik ben fit. Mijn spieren zijn sterk. Weet dat jullie dat ook kunnen, lieve vrouwen in de overgang, je kunt fitter zijn en een gezond gewicht hebben. En het is echt niet alsof ik niet weet hoe het is om je kastdeur open te trekken en allemaal kledingstukken te zien waar je niet meer in past, *been there*. Blijf geloven in jezelf.

Hormoontherapie ging bij mij best snel werken en na ongeveer een jaar kon ik er al helemaal mee stoppen. Ik voelde me niet meer somber, onzeker en futloos. Dat gevoel is weg, succesvol bestreden door hormonen te nemen. Misschien duurt het bij jou langer, is het meer zoeken naar wat jou helpt of heb je wat anders nodig dan ik, maar hoe dan ook: houd vol. Je komt er ooit doorheen en dan breekt er nog een heel leuk deel van je leven aan.

Schrijfster Susan Smit zegt het mooi aan het einde van haar boek *Wijze Vrouwen*. Ze schrijft dat de derde fase in een vrouwenleven iets is om naar uit te kijken. *Het is geen duister, laatste station maar een actieve periode waarin je je kunt bemoeien met de wereld, in woede kunt ontsteken over kwalijke zaken, nog steeds seksualiteit kunt ervaren en iedereen in je omgeving kunt inspireren. En, misschien nog wel het belangrijkste, in deze periode kom je meer dan ooit in contact met je ziel. In deze jaren kun je werkelijk worden wie je verkiest te zijn, en leven in overeenkomst met datgene wat volgens je diepste wezen juist en passend is.*

## 'IK VOEL ME BETER DAN OOIT'

CAROLINE

### ZIJN WE ER AL BIJNA?

Die volgende fase in je leven is er dus een om naar uit te kijken. Maar eerst moet je de overgang door. Alleen wanneer is die voorbij? Dat is lastig te zeggen. In het algemeen duurt de overgang twee tot tien jaar. Dat is de gemiddelde tijd die het een vrouwenlichaam kost om gewend te raken aan de afname van hormonen en daar een modus in te vinden. Ondertussen kun je klachten hebben, maar die hoeven zeker niet die hele twee tot tien jaar te duren. Heeft je lijf balans te pakken, dan verdwijnen de eventuele klachten ook. Maar dat is voor iedereen anders. Krijg je al klachten vóór je menopauze (je laatste ongesteldheid), dan duren de klachten meestal wat langer dan wanneer je pas na je laatste menstruatie last krijgt.

Voor de meeste vrouwen zijn de klachten vijf jaar na het stoppen van de menstruatie voorbij. Volgens verpleegkundig overgangsconsulent Joyce van Stralen is er geen test om te weten of de overgang voorbij is. 'Dat je de overgang achter de rug hebt, merk je doordat er meer balans in je lichaam en je geest is. Je klachten zijn minder of weg, je kunt alles weer beter aan. Je lijf is gewend aan minder hormonen.'

Neem je hormonen tegen overgangsklachten? Dan hoef je niet bang te zijn dat je alsnog of opnieuw in de overgang komt als je stopt met die hormonen. Wel is het zo dat hormoontherapie niet je hele overgang lang kan. De overgang duurt immers twee tot tien jaar en hormoontherapie neem je meestal maximaal vijf jaar. Maar het kan ook zijn dat je na een halfjaar al stopt met hormoontherapie omdat je denkt dat je het ergste gehad hebt. Daar zijn hormonen ook voor bedoeld: om de scherpste kanten van je klachten te verzachten. Onthoud: afbouwen moet je altijd geleidelijk doen. Abrupt stoppen is niet gezond.[12]

Debbie (49) ziet soms op tegen het moment dat ze met hormonen moet stoppen: 'Ik mag nog even door plakken met hormoonpleisters, maar wat als het klaar is? Komen die moodswings dan in alle hevigheid terug? Tegelijkertijd heb ik er wel vertrouwen in dat ik me oké blijf voelen. Ik sport meer en eet bewuster, ik heb hoop dat dat helpt.'

Verpleegkundig overgangsconsulent Joyce ziet dat vrouwen hormoontherapie meestal na twee tot drie jaar afbouwen: 'Elk jaar kijk je samen met de huisarts of verpleegkundig overgangsconsulent of je de therapie nog nodig hebt. Het is belangrijk dat je de hormonen langzaam afbouwt en daarbij goed voor jezelf blijft zorgen.' Een hoopgevende boodschap als jij nog geen licht aan het einde van de tunnel ziet. Volgens Joyce komt iedereen door de over-

---

12 Dorenda van Dijken en Janneke Wittekoek, *Hart & hormonen. Fit de overgang in*, 2020, Uitgeverij Lucht

gang: 'Verreweg de meeste vrouwen komen er helemaal goed uit. Vaak voelen ze zich zelfs beter dan voor de overgang; ze zitten lekkerder in hun vel en zorgen beter voor zichzelf.'

## 'IK BEN BLIJ DAT DE OVERGANG VOORBIJ IS, IK VOND HET ECHT VERSCHRIKKELIJK'

KAATJE (60)

Kaatje (60) kijkt terug op de overgang als een zeer woelige periode. 'Het was zowel fysiek als mentaal heel heftig en duurde bij mij ook nog eens erg lang, ik denk zeker wel tien jaar. De overgang ging bij mij gepaard met een hevig puberende dochter. Tegelijkertijd zat ik in een relatiecrisis met mijn (inmiddels ex-) echtgenoot. In veel verschillende opzichten was het dus een overgang. In het staartje van die periode kreeg ik ook nog eens een burn-out. Ik ben blij dat de overgang voorbij is, ik vond het echt verschrikkelijk. Ik denk niet dat de overgang al die andere problemen veroorzaakte, maar ik weet dat het ze wel versterkte. Of het helemaal door hormonale disbalans kwam, kan ik niet met zekerheid zeggen, maar ik was best van het padje af. Hoe ik wist dat de overgang voorbij was? Ik denk door die burn-out. In mijn geval was dat echt een burn-out, ik wist gewoon dat dat niet meer met hormonen te maken had.'

Virginie (52) heeft zware jaren achter de rug, vooral doordat het zo lang duurde voor ze bij een arts terechtkwam die haar overgangsklachten serieus nam. Maar nu gaat het goed. 'Dankzij de hormoontherapie en wat andere medicijnen voel ik me veel beter. Ik heb nu een geweldige huisarts gevonden die me goed in de gaten houdt. Ik ben zelfs weer aan het werk en dat gaat prima. Ik heb het gevoel dat ik eindelijk weer controle over mezelf en mijn leven heb. Ik ben gelukkig.'

## LEUK LANG LEVEN

Goed voor jezelf zorgen is het recept voor 'lang' in jouw lang en gelukkig. Je hebt immers een beter lang leven als je fit oud wordt. En nee, dat is niet altijd simpel. Je moet er wel wat voor doen. Eerst even het slechte nieuws: bij vrouwen in de overgang valt – zoals je al uitgebreid hebt kunnen lezen – het hormoon oestrogeen weg en dat hormoon beschermt je hart; mede daardoor heb je na de overgang meer kans op hart- en vaatziekten. Ernstige opvliegers zijn ook slecht voor je hart en bloedvaten. Stress is niet goed voor je en laten vrouwen boven de veertig jaar daar nu net extra gevoelig voor zijn. Bovendien neemt in de overgang het hormoon progesteron af, het hormoon dat te actieve stresshormonen – zoals cortisol – afremt. Stress leidt weer tot allerlei andere gezondheidsklachten. Verder is botontkalking, dat ook wel met een duur woord osteoporose wordt genoemd, een kwaal die je kan treffen als je ouder wordt. Wel een kwart van de vrouwen krijgt dat. Je botten worden dan brozer. Te dun zijn is een van de risicofactoren hiervoor (denk daar maar aan als je je ergert aan je minibuikje). En de overgang maakt de kans op botontkalking ook groter.[13]

Dan nu het goede nieuws: je kunt zelf best veel doen om je kans op vervelende gezondheidsproblemen te verminderen. Allereerst loont het om hormonen te nemen als je ernstige overgangsklachten hebt. Vrouwen die in de overgang enkele jaren (bio-identieke) hormonen gebruiken zijn beter beschermd tegen botontkalking. Dat komt doordat het oestrogeen dan een beetje wordt aangevuld en dat hormoon is goed voor je botten.[14] Voeding met voldoende calcium is belangrijk voor je botten, zorg dat je minstens vier keer zuivel binnenkrijgt per dag. Een cappuccino telt ook. Verder is voldoende vitamine D goed voor je.[15] In het hoofdstuk 'Hulptroepen' las je al uitgebreid wat voor

---

13 https://www.hormoonpoli.nl/osteoporose/ en Dorenda van Dijken en Janneke Wittekoek, *Hart & hormonen. Fit de overgang in*, 2020, Uitgeverij Lucht

14 1https://www.hormoonpoli.nl/osteoporose/

15 Dorenda van Dijken en Janneke Wittekoek, *Hart & hormonen. Fit de overgang in*, 2020, Uitgeverij Lucht

oplossingen er verder allemaal zijn om overgangsklachten te verzachten, waarmee je dus ook het negatieve effect van de overgang op je gezondheid vermindert. Niemand heeft een garantie op een lang leven, maar met wat simpele aanpassingen kun je de kans om fit en gezond te blijven na de overgang veel groter maken.

## ELKE LEEFTIJD HEEFT Z'N CHARME

Wat de overgang mede zo vervelend maakt, is het gevoel dat je nu oud bent. En dat de overgang en ouder worden zo'n negatief stigma heeft dat je dan afgeschreven, saai en minder aantrekkelijk bent. Leco werkt zijn hele leven al met vrouwen en vindt dat onzin. 'Kijk naar Caroline. Haar overgang was vreselijk, misschien zelfs traumatisch. Maar ze heeft zich er heel knap doorheen geslagen en ze heeft het omgedraaid. Ze heeft niet alleen de draad weer opgepakt, maar zichzelf opnieuw uitgevonden. Elke leeftijd heeft z'n charme, ik houd van vrouwen in het algemeen en niet alleen van jonge vrouwen. De binnenkant is echt belangrijker, uitstraling komt niet uit een potje. Mijn dochter van zestien is prachtig en mijn goede vriendin van negentig ook. Die laatste is heel charmant, doet nog drie keer per week pilates en appt me welke eyeliner ze het beste kan kopen.'

Gynaecoloog Dorenda van Dijken ziet veel voordelen in het leven na de overgang: 'Ik denk oprecht dat de overgang je juist in je kracht kan zetten. Je hebt meer levenservaring, in Zuid-Europa ben je dan wijs en heeft iedereen juist meer respect voor je. Dat gedonder met bloedingen heb je gehad, de kinderen zijn het huis uit, je weet wat je wilt en staat bewuster in het leven. Ik merk zelf dat ik assertiever ben geworden. Als iets me irriteert, dan zeg ik het. Laatst bij de kassa van een winkel was er iemand aan het bellen tijdens het afrekenen. Ik tikte diegene op de schouder en zei dat ik dat onbeleefd vond tegenover de caissière. Heel soms steek ik mijn middelvinger op als iemand enorm aso doet in het verkeer. Ik schrik dan bijna van mezelf, maar eigenlijk vind ik het wel goed.'

Ook verpleegkundig overgangsconsulent Joyce ziet voordelen aan het ouder worden. 'Je wordt nooit meer ongesteld dus eindelijk kun je die witte broek kopen. Je maakt de balans op en denkt na of je je werk nog lang wilt blijven doen of toch voor iets anders kiest. Je hebt meer vrijheid en tijd voor jezelf omdat je kinderen groot zijn.'

Debbie (49) merkt inderdaad dat ze zich ontwikkelt in de overgang. 'Het is een fase van reflecteren op jezelf. Achteroverleunen en de tijd nemen om alles in alle rust op een afstandje te bekijken en te genieten. Je hebt minder last van bewijsdrang. Als je door die overgang komt, kom je in rustiger vaarwater en dat geeft nog meer ruimte voor levensgeluk, om jezelf opnieuw te vinden. Ga ik minder werken? Vaker de natuur in? Dat soort keuzes.'

Virginie (52) zit midden in die reflectie: 'Met mij gaat het dankzij hormoontherapie eindelijk wat beter, en nu ga ik aan mezelf werken met een psycholoog om mezelf weer terug te vinden en beter te begrijpen. Als je werk doet wat je leuk vindt en je relatie goed zit, dan raak je dat echt niet kwijt door de overgang. Het is een combinatie van factoren. Misschien kom je er door de overgang achter dat die baan je niet meer past of dat je partner en jij aan jullie relatie moeten werken. De overgang helpt je daarachter te komen. Het kan ervoor zorgen dat je je leven analyseert en dat vind ik positief. Je leert jezelf opnieuw kennen: hoe voel je je en wat wil je? Al moeten daarvoor natuurlijk eerst je ergste klachten over zijn, je moet er wel de energie voor hebben.'

Fatima (52) vindt zelfs dat de negatieve kanten van de overgang het niet halen bij wat de overgang – en ouder worden – haar voor goeds gebracht heeft: 'Tuurlijk zitten er nadelen aan de overgang, maar die vallen wat mij betreft in het niet bij de voordelen. Heel cliché misschien, maar ik weet nu wie ik ben en ben veel meer van "het is wat het is". Ik was al nooit zo van het voegen naar anderen, maar nu is dat echt helemaal voorbij. Ik ken mezelf en vind mezelf goed zoals ik ben. Dat is superpositief aan deze levensfase, vind ik. Het klinkt misschien klef, maar ik focus nu echt op wat het belangrijkste is in het leven zoals familie en vrienden. Status heeft geen prioriteit.'

Eigenlijk is dit hele hoofdstuk één groot **Overgang Omdenk Moment**

(OOM), toch herhalen we hier even een eerder OOM. Gynaecoloog Dorenda vindt een van de mooie dingen aan de overgang dat ze vrouwen vaak hoort zeggen: 'En nu ben ik aan de beurt.' 'Die vrouwen hebben dan hun hele leven gewerkt en gezorgd. Altijd zijn ze ondergeschikt geweest aan anderen, hun werkgever, gezin, de kinderen. Ik zie ze veranderen, en denken: nu mag ik. Gaan ze opeens die opleiding doen die ze altijd al wilden doen. Of ze zetten eindelijk die man van wie ze al jaren balen de deur uit. Ze beginnen hun eigen bedrijf. Ze kiezen voor iets nieuws, voor zichzelf. De overgang doet ze beseffen dat ze op de helft zijn en luidt een nieuwe levensfase in.'

Televisiekok Nadia Zerouali kan van harte beamen wat Dorenda zegt. 'Zo ga ik terugverhuizen naar mijn geboorteplaats Winterswijk. Mijn zoon gaat niet mee, hij is achttien en studeert in Almere, waar wij nu wonen. Dankzij de overgang kan ik tegen hem zeggen: "Pech." Hij kan gelukkig op kamers en ik kies voor mezelf. Daaraan merk ik dat mijn zorg-hormoon-level lekker laag is. Achttien jaar lang draaide alles om mijn moederrol. Bij elke stap in het leven dacht ik vooral aan mijn kind. Tijdens draaidagen ging mijn telefoon nooit uit, want mijn zoon moest me kunnen bereiken. Ik ben namelijk een alleenstaande moeder sinds mijn man overleed. En nu heb ik tegen mijn kind gezegd: "Ik snap dat jij niet naar Winterswijk wilt, maar ik wil het wel." Dat komt echt door de overgang.'

## NOG STEEDS NODIG

Als je kinderen hebt, zijn die misschien het huis uit. Pubers gaan hun eigen gang. Op je werk komen jonge collega's binnen die bruisen van de energie. Je zit in de laatste fase van je werkende leven. Misschien heb je wel het gevoel dat je niet meer zo nodig bent. Niets is minder waar, zegt Susan Smit: 'Jouw wijsheid, kennis, ervaring en reflectie zijn juist heel waardevol. Misschien is de zorg voor je nabije omgeving wat minder geworden, maar dit is dan het moment dat je je met de grotere wereld kunt bemoeien. Een oudere vrouw zijn heeft als voordeel dat je soms serieuzer genomen wordt. Als blonde, jonge schrijfster die ook weleens modellenwerk had gedaan werd ik vroeger vaak te licht bevonden. Door dat jonge, frivole en speelse word je snel onderschat. Mensen zien niet wat je nog meer te bieden hebt. Voor mij komt dat nu meer overeen, ik word gehoord. Ik hoef me minder te bewijzen.

Enerzijds moet je afscheid nemen van een soort esthetische schoonheid, daar mag je best om rouwen. Het is niet alleen maar feest. Ik kijk soms in de spiegel en denk: tja. Leg je neer bij de verandering. Ik werk in mijn hoofd, als schrijfster. Uiterlijk is niet wie ik ben. Mensen kopen je boek niet omdat je er zo goed uitziet op de foto op de achterflap. Ik geloof dat ouder worden ook

## 'IK FOCUS NU ECHT OP WAT HET BELANGRIJKSTE IS IN HET LEVEN, ZOALS FAMILIE EN VRIENDEN'

FATIMA (52)

betekent dat je je meer naar binnen toe keert, je wordt bedachtzamer, hoekiger en minder meegaand. Ik hoor van vrouwen dat ze meer maling hebben aan allerlei onzin en bijzaken, en dat hun energie bovendien gelijkmatiger is zodra ze van die cyclus af zijn. Dat lijkt me ook weleens leuk om te ervaren, dat weinig je meer uit je evenwicht brengt na de overgang. Ik merk het trouwens nu al, want dat brengt ouder worden je sowieso. Daarom dacht ik als jonge vrouw al: wacht maar. Ik heb een lange adem en zal laten zien wat ik te bieden heb.

Als dertigjarige, toen ik *Wijze Vrouwen* schreef, vond ik oudere vrouwen al interessanter. En nu ik bijna vijftig ben kijk ik ook naar boven, naar inspirerende vijftigers en zestigers. In het verleden werd juist altijd geluisterd naar oudere mannen en vrouwen, die hadden de wijsheid in pacht en handelden minder uit eigenbelang. Ze keken naar de lange termijn, naar het welzijn van het geheel. In wat voor vorm je jouw kennis en kunde gebruikt hangt van jou af. De een doet vrijwilligerswerk, de ander geeft lezingen.'

Ook verpleegkundig overgangsconsulent Joyce denkt dat er nog genoeg moois in het verschiet ligt. 'De postmenopauze is de rest van je leven. Je wordt ouder, accepteer dat, want dat helpt. Weet dat je nog van alles kunt doen. De een gaat iets anders doen in haar werk, de ander volgt een cursus of opleiding en weer een ander gaat meer op de kleinkinderen passen. Kijk wat bij je past. En ja, je weg zoeken in de postmenopauze kan gepaard gaan met hobbels.'

Lieve vrouwen, we zijn aan het einde van dit boek gekomen. Onthoud: je bent nu alleen maar interessanter en wijzer dan toen je jong was. Wat anderen je ook wijs proberen te maken. Om Madonna nog maar eens te citeren: *If your joy is derived from what society thinks of you, you're always going to be disappointed.* ('Als je geluk afhangt van wat de maatschappij van je vindt, zul je altijd teleurgesteld worden.') Ik denk dat ik me misschien wel beter voel dan vóór de overgang. Ouder worden an sich vind ik niet erg. Ik probeer niet jonger te lijken.

## 'IK WIL GEWOON DE BESTE VERSIE ZIJN VAN MEZELF. NA DE OVERGANG WERD IK DIE BETERE VERSIE.'

CAROLINE

Ik wil gewoon de beste versie zijn van mezelf. Na de overgang werd ik die betere versie. Neem nou die documentaire en nu dit boek, dat had ik vroeger nooit gedaan. Ik wilde niet zielig gevonden worden. Maar nu ik me toch kwetsbaar heb opgesteld – zowel thuis als naar de buitenwereld toe – door mijn verhaal te delen, voelt dat fantastisch. Vooral omdat ik merk dat ik anderen ermee kan helpen. Ik krijg nog steeds – jaren na de documentaire – dagelijks dm's op social media van vrouwen die baat hadden bij mijn verhaal. Blijkbaar helpt mijn verhaal omdat ik uit eigen ervaring kan zeggen dat het goed komt, op alle fronten. En dat het leven nog leuker kan zijn in die nieuwe fase. De overgang gaat heus ooit voorbij. Koester jezelf in de tussentijd en daarna.

Zit jij er nog middenin of sta je aan de start van de overgang, dan hoop ik dat dit boek je een beetje kracht heeft gegeven. Dan hoop ik dat ik je heb kunnen oppeppen met de wetenschap dat het écht weer leuk wordt, misschien wel leuker dan ooit. Tegenwoordig is er gelukkig al veel meer kennis en hulp beschikbaar bij overgangsklachten. Laat je niet wegsturen bij de huisarts of je werkgever. Laat je niet aanpraten dat je je aanstelt. Negeer dat stemmetje dat je misschien influistert dat je er niet toe doet. Je doet ertoe en je verdient ondersteuning. Mijn steun heb je alvast. Alleen, je moet er wel zelf ook wat mee. Door dit boek te lezen heb je daar een begin mee gemaakt.

‘IK HOOP
DAT IK JE
HEB
KUNNEN
OPPEPPEN
MET DE
WETENSCHAP
DAT HET
ÉCHT WEER
LEUK WORDT,
MISSCHIEN
WEL LEUKER
DAN OOIT’

CAROLINE

# OM TE ONTHOUDEN

1. Je komt door de overgang heen en dan breekt er nog een heel leuk deel van je leven aan.

2. Gemiddeld duurt de overgang twee tot tien jaar, maar het is voor iedereen anders.

3. Na de overgang heb je meer kans op hart- en vaatziekten. Ernstige opvliegers zijn ook slecht voor je hart en bloedvaten. Verder is botontkalking, dat ook wel met een duur woord osteoporose wordt genoemd, een kwaal die je kan treffen als je ouder wordt.

4. Je kunt zelf best veel doen om de kans op die kwalen te verminderen, namelijk door fit te blijven. Leefstijl is essentieel: anders eten, bewegen en meer balans zoeken in je leven waardoor je minder stress hebt.

5. Een mooie fase in je leven breekt aan na de overgang. Niet alleen word je nooit meer ongesteld, je gaat misschien ook reflecteren. Wil je je werk nog lang blijven doen of toch iets anders? Waar word je gelukkig van? Wat wil je nog doen?

6. Jouw wijsheid, kennis en ervaring zijn heel waardevol. Dit is het moment dat je je met de wereld kunt bemoeien. In wat voor vorm je dat doet hangt van jou af. De een doet bijvoorbeeld vrijwilligerswerk, de ander geeft lezingen.

# 8

# OM TE ONTHOUDEN VAN DIT BOEK

1. Naar de huidige schatting merkt zo'n 20 procent van de vrouwen weinig tot niets van de overgang. Van de 80 procent die wel klachten heeft, heeft een derde hevige klachten.
2. Een bekend signaal dat je in de overgang bent, is dat je menstruatie verandert. Maar ook al die andere klachten die gepaard kunnen gaan met de overgang kunnen een (eerste) indicatie zijn.
3. De overgang is eigenlijk een soort omgekeerde puberteit. In de puberteit ga je van niet vruchtbaar naar vruchtbaar met alle hormonale veranderingen die daarbij horen, in de overgang is het precies andersom.
4. Deze fasen zitten er in de overgang:
   Perimenopauze – de fase voor en na je laatste ongesteldheid (deels overlappend met de premenopauze en de postmenopauze).
   Menopauze – als je voor het allerlaatst ongesteld bent.
5. De meeste klachten in de overgang worden veroorzaakt door de afname van hormonen. Het hormoon waar het allemaal om draait in de overgang is oestrogeen, en om precies te zijn oestradiol.
6. De overgang duurt gemiddeld twee tot tien jaar. Voor de meeste vrouwen zijn de klachten vijf jaar na het stoppen van je menstruatie voorbij.
7. De overgang heeft niet alleen invloed op je lijf, je veranderende hormoonhuishouding kan ook van alles met je psyche doen.
8. Veel vrouwen merken bijvoorbeeld dat hun geheugen minder goed

werkt. Dat komt waarschijnlijk doordat je eierstokken minder oestrogeen aanmaken. Brainfog, verwardheid en concentratieproblemen zijn bekende symptomen. Innerlijke onrust of een gejaagd gevoel worden ook vaak genoemd als symptoom van de overgang.

9. Stemmingswisselingen horen heel erg bij de overgang. Verder kun je je in de overgang lusteloos voelen of zelfs depressief. Sommige vrouwen krijgen angst- en paniekaanvallen. Soms komen oude trauma's naar boven.
10. Bijna alle mogelijke mentale overgangsklachten zijn ook symptomen van een burn-out. Het is dan ook niet vreemd dat ze vaak niet als overgangsklacht herkend worden.
11. Omdat psychische klachten vaak al beginnen als je nog gewoon ongesteld wordt, denken vrouwen meestal niet aan de overgang als mogelijke oorzaak, en ook huisartsen staan er vaak niet bij stil. Terwijl overgangsklachten zeker wel al kunnen beginnen voor je laatste menstruatie.
12. Zoek hulp bij een psycholoog als je veel psychische klachten ervaart. En onthoud: je mag alles voelen wat je voelt. Het mag er zijn.
13. De overgang heeft op allerlei manieren invloed op je uiterlijk en gezondheid.
14. Veel vrouwen worden zwaarder. Dat komt doordat de hormonen je stofwisseling vertragen. Je kunt waarschijnlijk niet meer hetzelfde eten als vroeger en toch op gewicht blijven.
15. Het is belangrijk dat je anders gaat eten en daar een gewoonte van maakt. Niemand houdt eeuwig lijnen vol. Vooral voldoende eiwitten binnenkrijgen is essentieel in de overgang en als je ouder wordt.
16. Blijf bewegen, hoe rot je je ook voelt. Verder is het van het grootste belang om je spiermassa op peil te houden. Dat doe je vooral door krachttraining.
17. De overgang beïnvloedt je huid en je haar. Blijf niet hangen in het beautyregime dat je al je hele leven volgt. Je hebt nu wat anders nodig.

**18.** Wanhoop niet, het komt goed. Zorg goed voor jezelf, je bent het waard. En vooral: je mág er ouder en anders uitzien. Je waarde hangt niet af van je uiterlijk of hoe jong je lijkt.

**19.** Het is soms pittig voor je omgeving als jij veel last hebt van de overgang. Misschien ben je er wel extra driftig of prikkelbaar door. Als je je niet goed voelt, is het sowieso moeilijk om vrolijk en energiek te blijven. En dat hoeft ook niet.

**20.** Belangrijk is dat je vertelt wat er met je aan de hand is en hoe je je voelt. Zo kan je omgeving beter begrijpen waarom je misschien anders bent dan normaal.

**21.** De choose your battles-tactiek is voor je gezin en vrienden verstandig: een beetje extra geduld en niet meteen boos worden als jij onredelijk bent.

**22.** Overgangsklachten kunnen veel impact hebben op jou als werknemer/werkgever en collega. Vertel daarom ook op je werk wat de hormoonveranderingen met je doen.

**23.** Je seksleven verandert vaak als je in de overgang komt. Door de afname van hormonen kan je vagina droger worden. Er is meer nodig om goed vochtig te worden. Maar ook gewichtstoename en onzekerheid kunnen invloed hebben op je zin in seks.

**24.** Waar het telkens weer op neerkomt, of het nu gaat om partners, kinderen of collega's, is dat het goed is om je omgeving te informeren. Zorg dat je omgeving weet wat een vrouw in de overgang doormaakt en wat de symptomen kunnen zijn.

**25.** Naar een verpleegkundig overgangsconsulent gaan, is de beste eerste stap bij overgangsklachten. Je vindt er één bij jou in de buurt via de website van de VVOC, de vereniging van verpleegkundig overgangsconsulenten.

**26.** Je leefstijl aanpassen is een belangrijke manier om klachten te verminderen. Gezond eten, bewegen en vooral: zorgen dat je minder stress hebt. Balans in je leven is nu essentieel.

**27.** Je kunt naar de huisarts gaan met je klachten. Dat moet sowieso als je hormonen voorgeschreven wilt krijgen. Zorg dat je voorbereid bent, want niet alle huisartsen zijn alert op de overgang en up-to-date wat betreft hormoontherapie.

**28.** Een van de manieren om overgangsklachten te verminderen is het nemen van hormonen. Dat heet hormoontherapie of HST, hormoon substitutie therapie.

**29.** Hormoontherapie is veilig. Het heeft meer voordelen dan nadelen voor de meeste vrouwen.

**30.** Niet iedereen mag hormonen nemen. Als je borstkanker hebt gehad mag het bijvoorbeeld niet. Alternatieven zijn onder meer acupunctuur en specifieke behandelingen, therapie of medicatie voor de symptomen die jij hebt. Een goede psycholoog kan je begeleiden bij mentale klachten.

**31.** De overgang is een taboe omdat het iets onaantrekkelijks heeft in de ogen van de maatschappij. Ben je in de overgang, dan ben je oud en afgeschreven (maar niets is minder waar!).

**32.** Meer openheid over de overgang is allereerst nodig zodat vrouwen geen schroom meer voelen om erover te praten. Praten helpt. Vertel je omgeving wat je doormaakt.

**33.** Er is weinig kennis over de overgang bij mannen, vrouwen, werkgevers, hulpverleners, kortom: in de hele maatschappij. Door onze mond open te doen, kunnen we dat misschien veranderen.

**34.** Er is nog een reden dat we in Nederland weinig horen over de overgang: onze calvinistische inborst zegt: ‘Doe maar normaal, dan doe je al gek genoeg.’ Dat weerhoudt vrouwen ervan zich uit te spreken of om hulp te zoeken en bijvoorbeeld hormonen te nemen.

**35.** Praten over de overgang is ook goed omdat jonge vrouwen er dan over horen. Het is immers hartstikke nuttig om te weten welke fases je in het leven allemaal tegen kunt komen. Dus geef dit boek aan je dochter, nichtje of buurmeisje.

**36.** Werkgevers moeten beter reageren op vrouwen in de overgang. Nog te vaak weten bazen niet zo goed wat ze aan moeten met personeel dat minder goed functioneert of ziek thuiszit door overgangsklachten. Vrouwen gaan soms zelfs minder werken, terwijl dat met wat simpele aanpassingen vaak niet eens nodig is.

**37.** Ook voor jou ligt er een goed einde in het verschiet. Je komt door de overgang heen en dan breekt er nog een heel leuk deel van je leven aan.

**38.** Gemiddeld duurt de overgang twee tot tien jaar, maar het is voor iedereen anders.

**39.** Na de overgang heb je meer kans op hart- en vaatziekten. Ernstige opvliegers zijn ook slecht voor je hart en bloedvaten. Verder is botontkalking, dat ook wel met een duur woord osteoporose wordt genoemd, een kwaal die je kan treffen als je ouder wordt.

**40.** Je kunt zelf best veel doen om fit te blijven. Leefstijl is essentieel. Dus anders eten, anders bewegen en meer balans zoeken in je leven waardoor je minder stress hebt.

**41.** Een mooie fase in je leven breekt aan na de overgang. Niet alleen word je nooit meer ongesteld, je gaat misschien ook meer reflecteren. Wil je je werk nog lang blijven doen of toch iets anders? Waar word je gelukkig van? Wat wil je nog doen?

**42.** Jouw wijsheid, kennis en ervaring zijn heel waardevol. Dit is het moment dat je je met de wereld kunt bemoeien. In wat voor een vorm je dat doet hangt van jou af. De een doet vrijwilligerswerk, de ander geeft lezingen.

# DANKWOORD

Dit boek hadden journalist Eva Munnik en ik nooit kunnen schrijven zonder de geweldige experts en ervaringsdeskundigen die we de hemd van het lijf hebben mogen vragen, vaak bij mij thuis aan de keukentafel. Allereerst de 'overgangs-goeroe' van Nederland: gynaecoloog Dorenda van Dijken. Dorenda, jouw input was van onschatbare waarde. We hebben ook heel veel gehad aan jouw boek *Hart & hormonen. Fit de overgang in.* Bedankt voor jouw tomeloze inzet om kennis over de overgang en hormoontherapie de wereld in te brengen zodat meer Nederlandse vrouwen geholpen worden.

De expertise van verpleegkundig overgangsconsulent Joyce van Stralen, psycholoog Kerstin Venhuizen, personal trainer Joost van der Veen, make-up-artist en hairstylist Leco, gezondheidszorgpsycholoog Annemarie Persyn, vakbond CNV-voorvrouw Daniëlle Woestenberg en schrijfster Susan Smit was onmisbaar. Heel erg bedankt, mooie mensen! Susans boek *Wijze Vrouwen* was een fantastische bron, een aanrader voor iedereen die zich graag laat inspireren door oudere vrouwen.

De eigen ervaringen met de overgang die televisiekok en schrijfster Nadia Zerouali met zo veel humor aan mijn keukentafel deelde zijn een geweldige toevoeging aan dit boek. Net als de ervaringen met de overgang van Debbie, Tanja, Virginie, Erica, Miriam, Kaatje, Fatima en Annette. Dank voor jullie openhartigheid en vertrouwen!

We hadden veel aan de website vrouwenindeovergang.nl, een fijne online bron voor elke vrouw die meer over de overgang wil weten.

Heel veel dank aan mijn geweldige man Ernst-Jan en kinderen Bob en Charlotte, die vertelden hoe zij mijn overgang hebben ervaren. Niets dan liefde voor jullie, lieverds. Ik kan me geen beter gezin wensen.

Wat ben ik blij dat uitgever Antje Bosscher van Unieboek | Het Spectrum mij benaderde om dit boek te schrijven. Met Antje was er meteen een klik omdat zij begreep waarom dit boek er moest komen. En dat brengt me op de laatsten die ik wil bedanken, eigenlijk de belangrijksten. Zij zijn namelijk de reden dat ik dit boek wilde maken. Dank aan alle lieve vrouwen van Nederland die mij berichtjes stuurden via Instagram of Facebook, die mij een hart onder de riem staken toen ik mij kwetsbaar opstelde en me de motivatie gaven om dit boek te schrijven. Ik deed het voor jullie. Het is eigenlijk gewoon óns boek, vrouwen rond de overgang. Hopelijk hebben jullie er iets aan en helpen we er nog veel meer vrouwen mee.

# REGISTER